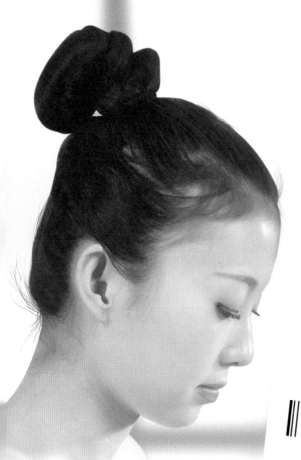

中医艾灸

祛病全书

王启芳 **双福**◎ 主编

U0102653

化学工业出版社
·北京·

内容简介

本书以入门读者为主要对象，以家庭使用为核心，在阐述艾灸基本知识的基础上，介绍了常见人群的艾灸保健，并对常见慢性病和身体小毛病的艾灸调理方法进行具体说明。此外，还有四季艾灸养生。力求用更少的穴位、更简单的艾灸方法、更全面的知识介绍，达到祛病强身的目的。附录中更呈现家庭艾灸常用经穴定位及功效速查表，方便家庭使用。

图书在版编目（CIP）数据

中医艾灸祛病全书 / 王启芳，双福主编. —北京：化学工业出版社，2023.8
ISBN 978-7-122-43532-3

Ⅰ.①中… Ⅱ.①王…②双… Ⅲ.①艾灸 Ⅳ.①R245.81

中国国家版本馆CIP数据核字（2023）第090176号

责任编辑：满孝涵　邱飞婵　　　　　　　　　装帧设计：双福 SF 文化·出品 www.shuangfu.cn
责任校对：李露洁

出版发行：化学工业出版社（北京市东城区青年湖南街13号 邮政编码100011）
印　　装：北京瑞禾彩色印刷有限公司
710mm×1000mm　1/16　印张10½　字数184千字　2024年4月北京第1版第1次印刷

购书咨询：010-64518888　　　　　　　　售后服务：010-64518899
网　址：http://www.cip.com.cn
凡购买本书，如有缺损质量问题，本社销售中心负责调换。

定　　价：49.80元　　　　　　　　　　　　　　版权所有　违者必究

知艾者福，善灸者寿

艾灸是一种古老而又实用的中医疗法，早在三千多年前，我国就有了用艾叶熏烤穴位治病的文字记载。

《医学入门》中说："药之不及，针之不到，必须灸之。"艾灸手法简单、效果显著，可温通经络、调和气血、平衡阴阳，被广泛应用于中医养生、保健和治疗领域，同时也是一种非常适合家庭使用的养生疗法。

对于艾灸，古人常赞之曰："家有此方，可不求医，凡人览之，可得其用。"它能够给人身心带来健康，正所谓"知艾者福"。

古书亦有云："人于无病时，长灸关元、气海、命门、中脘……虽未得长生，亦可保百年寿矣"，此谓之"善灸者寿"。

本书是笔者和同行们多年经验的总结，是结合临床、教学的实践编写的艾灸入门书籍，用深入浅出和通俗易懂的文字、图片及视频讲述如何在家艾灸。力求读者通过此书，能够轻松掌握艾灸的基本原理和操作方法，为自己和家人带来健康和幸福。

本书从养生保健、对症治疗、家人健康、四季防病等方面入手，详解对应的艾灸疗法并且配有二维码视频讲解，扫一扫便可轻松获取。

在使用艾灸时，还需要注意安全和正确的操作方法。因此，笔者也提醒读者注意以下几点。

1. 艾灸能用来治病的效果，很大程度上受到艾叶品质的影响。因此，要选择质量好、艾叶纯正的艾条和艾绒，以确保疗效和安全。

2. 想要艾灸有效，选准穴位也十分重要。本书讲解了取穴手法，结合书中的穴位位置说明以及附录部分的"艾灸常用穴位及功效速查"，便可轻松找准穴位。

3. 艾灸过程中要注意保暖，避免受凉。

4. 并不是所有人群都适合艾灸，进行艾灸前，请务必仔细阅读本书第 7 页的"艾灸的禁忌和注意事项"。

如果您通过阅读此书能够有所收获，我们在欣喜的同时，也希望您能够将此书分享给他人，让更多的朋友认识艾灸，将古老的艾灸疗法发扬光大，让沁人的艾香飘满人间。

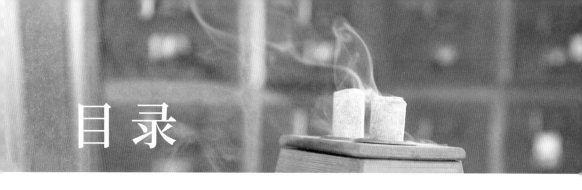

目 录

第一章 艾灸知多少

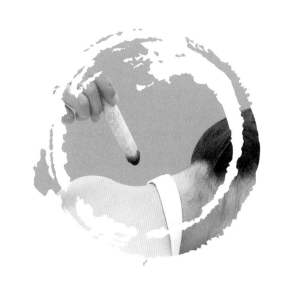

艾灸基础知识

艾灸的原理与优点……………………… 2

艾的三大关键点……………………… 2

家庭艾灸的器具选取……………… 4

艾灸的分类与手法……………… 6

艾灸的禁忌和注意事项……………… 7

灸后家庭调养五点注意……………… 8

艾灸与饮食……………………… 8

精准取穴轻松灸

经络与穴位……………………… 8

简单精准取穴法……………………… 8

第二章 日常保健艾灸法

十大艾灸保健黄金穴

灸大椎——清脑凝神……………… 12

灸脾俞——补养气血……………… 12

灸肾俞——温通元阳……………… 13

灸中脘——调理肠胃……………… 13

灸气海——培补元气……………… 14

灸关元——温肾固本……………… 14

灸曲池——舒筋活络……………… 15

灸足三里——调和五脏…………… 15

灸阳陵泉——改善肝胆…………… 16

灸三阴交——调补肝肾…………… 16

日常调养，远离亚健康

中老年日常保健——行气活血，益气壮阳… 17

中老年腰腿痛——活血通经止痛………… 19

女性日常保健——健脾益血，扶正培元…… 23

男性日常保健——补益脾胃，调肝补肾…… 26

畏寒怕冷——补气养血，温经通络………… 29

颈椎僵硬——通经活络，缓解"颈椎病"…… 35

肩周疼痛——通络止痛，拒绝"肩周炎"…… 39

空调病——疏风散寒，化湿通络………… 43

腰部酸痛——温阳散寒，益肾壮腰………… 48

慢性疲劳综合征——补脾益胃，补肾壮阳… 52

压力过大——活血化瘀，宁心安神……58

情绪低落——健脾益气，养心安神……63

肥胖——祛痰湿，美化身材……69

美白祛斑——滋补肝肾，化瘀消斑……74

第三章 常见病症对症艾灸

胃痛——强脾胃，缓解疼痛……82

感冒——升阳气，驱除风邪……85

咳嗽——温肺脏，健肺止咳……88

哮喘——止咳喘，调节脏腑……90

慢性鼻炎——补中气，强健鼻部……92

风湿性关节炎——抗风寒，调理气血……94

便秘——理肠胃，生津润燥……97

头痛——调气血，疏经通络……100

失眠——平阴阳，调节脏腑……103

儿童腹泻——调理脾胃，涩肠止泻……106

儿童遗尿——培元补肾，固涩下元……112

痛经——理气行经，止痛……117

更年期综合征——滋养肝肾，补益心脾……121

早泄——补益脾肾，固摄精室……127

阳痿——补益心脾，温肾助阳……134

第四章 四季艾灸养生

春季——防风保健康……142

夏季——夏治冬病……145

秋季——防凉健脾胃……148

冬季——温灸最驱寒……151

艾灸常用穴位及功效速查

头面项部……154

肩背腰骶部……155

胸腹胁部……156

上肢部……158

下肢部……159

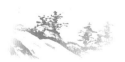

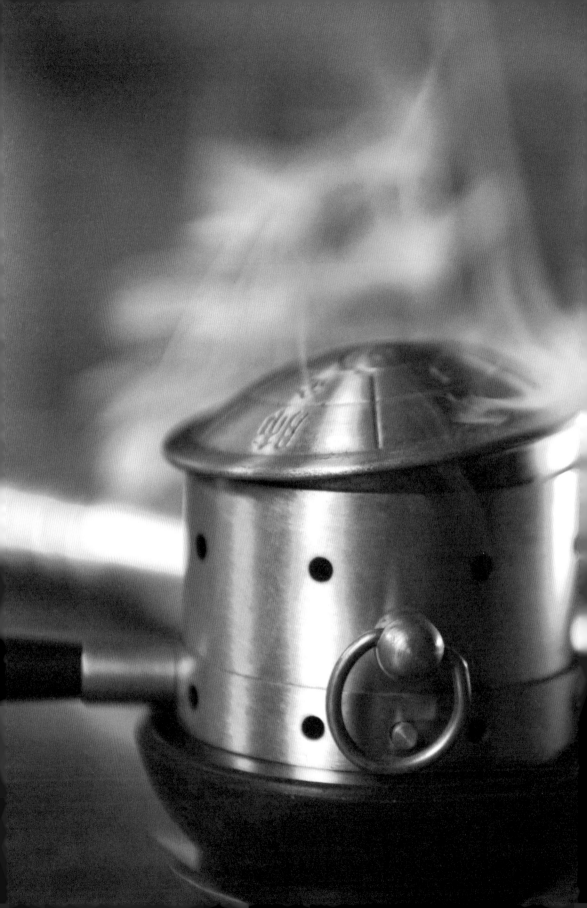

第一章

艾灸知多少

艾灸基础知识

艾灸的原理与优点

▶艾灸治病的原理

清代吴亦鼎在《神灸经纶》中说："夫灸取于火，以火性热而至速，体柔而用刚，能消阴翳，走而不守，善入脏腑，取艾之辛香作炷，能通十二经、入三阴、理气血，以治百病，效如反掌。"准确地说明了艾灸法治病的原理。

简要地说，艾灸所用的艾草，是纯阳之性，点燃后阳上加阳，用它来灸烤穴位，能够疏通经络，祛除体内寒湿，温热渗透进入五脏六腑，对它们进行直接的温补，调节五脏六腑的阴阳平衡。不仅如此，热力还能沿经络传导，直接作用于病痛患处，有效地止痛治病。

▶艾灸治病的优点

艾灸对人体的保健功效明显，具体包括通经活络、行气活血、祛湿逐寒、消肿散结等，还能补充人体阳气。人体阳气旺盛，抗病能力就强，就能达到养生防病的目的。

此外，艾灸易操作、简单方便，所用艾草比较常见，便于购买；效果更为直接，内外结合治疗更为系统全面。

艾的三大关键点

关键点一：艾的产地与时间很重要

艾又名艾蒿、家艾，是一种菊科多年生草本药用植物。艾让人们铭记于心，还因为很多家庭有在端午节门前插艾的风俗。艾在五月盛产，它浑身是宝。中医认为艾性温，味苦，有平喘、镇咳、化痰及消炎的作用。艾在夏季花未开时采摘，可以生用、捣绒或制炭等。艾全国均产，种类多样，但以湖北蕲春县出产的艾最为出名，甚至引得李时珍的父亲——李言闻专门著书《蕲艾传》。艾灸常用的也是蕲艾。

虽然艾的茎、叶都有一定的药用价值，但艾灸用的是陈年艾叶。中医认为3年以上的陈艾效果更好。

艾灸治病的效果，在很大程度上受到艾叶品质的影响，好的艾叶穿透力好，灸后感觉皮肤里面都有热感，并且持久，热力温和。

关键点二：艾绒虽散但很有用

艾绒是用干燥的艾叶捣研后除去杂质而成，柔软如绒，故称艾绒。它不含杂质，燃烧烟为白色。艾绒分为青艾绒、陈艾绒和金艾绒。

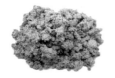

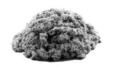

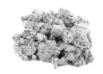

青艾绒是选用当年初夏采摘的艾叶，经过天然干燥后加工而成。

陈艾绒是用初夏采摘的艾叶经过陈放加工而成。

金艾绒是用初夏采摘的艾叶经过陈放3年加工而成。

艾绒可根据治疗的需要选用。如直接灸要用细艾绒（金艾绒）；间接灸可用粗一点的艾绒，例如隔姜灸、隔蒜灸、隔附子灸、隔盐灸等；加工艾条可选用质量糙一些的艾绒，或出成率更低的艾绒。

细软的艾绒，更具优点：其一，便于搓捏成大小不同的艾炷，易于燃烧，气味芳香；其二，燃烧时热力温和，能穿透皮肤，直达深部。

艾绒要注意储存保管，平时可放在干燥的容器内，注意防止潮湿和霉烂。每年当天气晴朗时要反复曝晒几次。霉变的艾绒不要使用。

特别指导：自制艾条与艾炷

艾条自制法

1.先将适量艾绒用双手捏压成软硬适度、利于燃烧的长条形。

2.然后将其置于质地柔软疏松但又较为坚韧的宣纸或桑皮纸上。

3.像卷毛巾一样搓卷成圆柱形，用胶将纸边黏合，再将两头压紧压实即可。

艾炷自制法

取适量艾绒，用示指、中指和拇指将其捏紧，捻成上尖下圆的形状即可。可以根据需要制成拇指大、蚕豆大、麦粒大3种尺寸。注意捻得要紧实，不要松散。

关键点三：各种各样的艾条根据需要选择

艾条是艾灸常用"药材"，它是用棉纸包裹艾绒制成的圆柱形长卷。一般说来，一支艾条在常温下燃烧约1小时。

艾条有不同直径的（如1.8厘米、0.4厘米等），也有不同长度的（3厘米、30厘米等），它们都是根据用具和使用的需要进行制作的。

重要的是，艾灸时一定要选择好艾条。选择标准如下：手感实，艾绒好且压得紧；点燃时，艾烟淡白，不浓烈，气味香，不刺鼻，烟雾一圈圈向上飘起。劣质艾条与之相反。

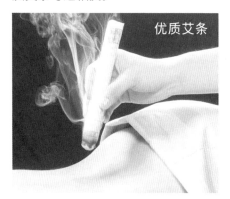

优质艾条

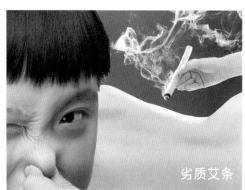

劣质艾条

现在也有一种无烟艾灸条，主要用料是艾炭粉，是针对艾灸"灸烟""呛人"的缺点专门打造的。

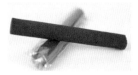

家庭艾灸的器具选取

艾灸治疗效果的好坏，与艾灸器具关系密切。有了工具可以解放双手，使治疗变得很简单。如果就靠自己手持艾条施灸，很难坚持治疗。一般来说，家庭常用的艾灸用具为艾灸器和艾灸衣，可以根据实际的使用情况进行购买，随用随买，简单方便，使用安全。

▶ 艾灸器

艾灸器是艾灸的首选器具，并由于其体积小，操作简单方便，集养生防病、治病和美容养颜于一身，深受欢迎。艾灸器常见的有艾灸棒、火龙罐、艾灸盒、便携式艾灸盒等。具体使用时，都是将点燃的艾条放入其中。

艾灸棒：艾灸棒有大中小3种型号，面部、颈部、四肢皆可使用。艾灸棒结构：棒头（带孔，用来散发艾烟）、棒体（带弹簧，用来固定艾条）。

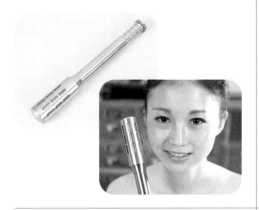

火龙罐：具有可随身携带、不掉灸灰、不漏明火、不烫伤的优势，艾灸火龙罐以铜质为佳，因为其传热性好。火龙罐结构：外壳（带孔、带盖，用来散发艾烟）、内胆柱（可放艾条，与外壳间隔处可加姜、蒜）、底托（一般为橡胶材质，避免烫伤）和手柄（方便使用，有的手柄可卸下，用双环固定）。

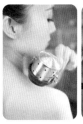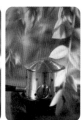

艾灸盒：又叫温灸盒，按其孔数可分为单孔艾灸盒、双孔艾灸盒、三孔艾灸盒、四孔艾灸盒等。在家艾灸时，选用可以大面积治疗的艾灸盒为佳。艾灸盒结构：艾条夹（用来固定艾条），观火孔（掌握温度，防止烫伤），固定用的带钩橡皮条，挡灰网，出灰槽等。

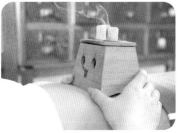

便携式艾灸盒：也叫随身灸，佩戴便利，舒适随身，还能实现任意时长灸疗。便携式艾灸盒结构：温控盖（用于隔热控温）、盒体（用于放艾条）、套子（用于绑挂于身上）。

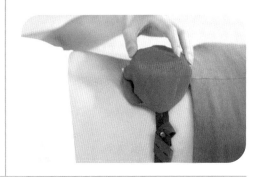

▶ 艾灸衣

艾灸衣有绑绳，可以任意绑在身体某个部位，艾灸同时可以做其他工作，一举两得。可以自制，也可购买。

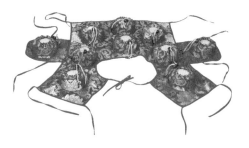

艾灸的分类与手法

艾灸根据不同的分类采用不同的手法。通常艾灸按照灸的热力和强度可以分为温和灸和瘢痕灸两大类。

温和灸是艾灸保健常用的方法，也叫无瘢痕灸，它是将热力保持在皮肤承受的限度内，灸时让皮肤微微发红，不会形成灸泡。常用的手法有悬灸、回旋灸、雀啄灸和器具灸等。

悬灸是将点燃的艾条悬在穴位上方2～3厘米，静止不动。

回旋灸则是将艾条围绕着穴位局部做顺时针或逆时针旋转。

雀啄灸是在穴位上一上一下、忽远忽近的灸法，类似雀啄食的动作。

器具灸是用各种艾灸器具来辅助进行艾灸，是悬灸的拓展。

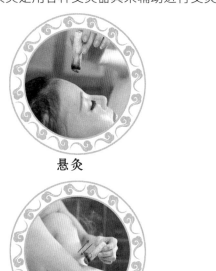

悬灸

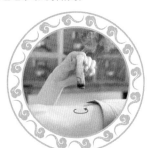

回旋灸

雀啄灸

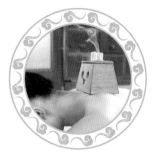

器具灸

瘢痕灸是让艾炷燃烧后在皮肤上产生灼痛感，形成灸泡，待其溃破、愈合后形成瘢痕。这种灸法效力强大，但对皮肤有一定的伤害性，适合治病急切的患者。常用的方法有直接灸、隔物灸和温针灸。

直接灸在操作时，先根据病症的情况选择适宜的艾炷，放在施灸部位上面，点燃。一些敏感的患者可以在艾灸部位涂上凡士林或药油来缓解灼痛感。

隔物灸又称间接灸，是在艾炷和人体之间隔上其他介质，如新鲜姜片、蒜片、盐、附子等。这种灸法火力温和，具有艾灸和垫隔药物的双重作用，常被用于一些慢性疾病的调理与治疗。

温针灸是针刺与艾灸结合应用的一种方法，适用于既需要留针而又适宜用艾灸的病症。

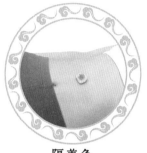

隔姜灸

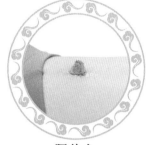

隔盐灸

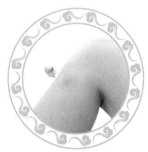

温针灸

艾灸的禁忌和注意事项

▶ 以下情况不要施灸

1.极度疲劳、醉酒、大汗淋漓、情绪不稳时。

2.某些传染病、癫痫发作时，或高热、昏迷状态下。

3.无自制能力，如精神病发作时。

4.女性怀孕及月经期间。

5.太饥或太饱时。

▶ 以下部位最好不要施灸

1.颜面五官，心脏大血管处，阴部及重要的筋或肌腱、关节活动处，不宜施直接灸，以防意外发生，影响功能或留瘢痕。

2.婴幼儿的囟门不宜直接灸。

▶ 施灸注意事项

施灸前	根据病情选取穴位、体位
施灸中	1. 施灸要专心致志，以免灼伤皮肤；要耐心坚持，以保证疗效 2. 部分穴位（如风池、风府）周围有头发覆盖，艾灸时应将艾条稍稍抬高，并以另一手拨开头发 3. 施灸要按顺序，应先灸阳经，后灸阴经；先灸上部，后灸下部；先灸背部，后灸胸腹；先灸头身，后灸四肢 4. 在各个穴位进行灸法操作，以穴位潮红为度。如不能找准穴位及经络位置，可以尽量增加艾灸范围，能有效提升艾灸效果
施灸后	要及时熄灭灸火，去除艾灰，避免复燃及灼伤皮肤

灸后家庭调养五点注意

1.施灸后，局部皮肤出现灼热微红，属正常现象。如若不小心灼伤皮肤，局部出现小水疱，只要注意不擦破，可任其吸收，勿挤压、抓搔。

2.艾灸完毕，全身毛孔打开，易受寒凉，所以灸完半小时内不要用冷水洗手、洗发或者洗澡。即使在夏天也不可以喝冷开水。

3.艾灸期间要喝较平常多量的温开水，以便于排毒，水温可以稍微高一些，有助于排出体内毒素。

4.艾灸完，如果出现疲劳、乏力、精神不济，属正常现象。此时身体在进行休整，可稍事休息，不必劳累。

5.艾灸后，七情莫过，不宜马上行房事。

艾灸与饮食

一般而言，艾灸治疗期间，忌食辛辣、油腻的食物，尤其是生冷食物。在刚做完艾灸的时候，西瓜、梨、冷饮、冰镇的啤酒等一定不要食用，忌食发物。适宜配合进补温热的饮食，素淡饮食最适宜。

精准取穴轻松灸

经络与穴位

中医理论认为，人体中有一个运行气血，联络脏腑器官、皮肤、肌肉，沟通人体上下、内外的网状通道，它就是经络。在人体的经络上有许多气血输注出入之处，就像一个个小孔一样，它们就是穴位。

因穴位分别归属于各经脉，经脉又隶属于一定的脏腑，故腧穴—经脉—脏腑间形成了不可分割的联系。身体若有疾病，在身体表面的相关穴位就会有所表现，呈现出异状。而对这些穴位进行艾灸，使效力透达于内，就有抗御外邪、保卫机体的作用。

简单精准取穴法

艾灸是中医外治疗法的一部分，要想艾灸有效，除了需要足量的艾绒、足够的温热效应外，最为重要的就是选准穴位了。家庭操作怎样简单精准取穴呢？首先一定要掌握下面的取穴法，其次再结合书中的穴位位置说明，就可以轻松找准穴位。

▶ 指寸定位法

指寸定位法又称同身寸法，是以自己的手指为标准，量取腧穴的定位方法。常用的有以下3种。

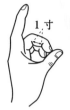

中指同身寸

以中指弯曲时，中节桡侧两端纹头之间的距离作为1寸。可用于四肢直寸和腰背部横寸。

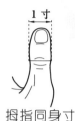

拇指同身寸

以拇指指关节的宽度作为1寸。常用于四肢直寸。

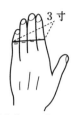

横指同身寸

又称一夫法，将示指、中指、无名指和小指并拢时，以中指中节横纹为准，四指的宽度定为3寸。多用于下肢、下腹部的直寸和背部的横寸。

温馨提示：本书中，"寸"为中医学特指的计量单位，1寸不是绝对长度3.3厘米，而是相对长度，即同身寸，因人而异。根据本人手指比量确定尺寸取穴才准确，全书同。

▶ 体表标志法

体表标志法有固定标志法和活动标志法两种，是取穴最常用、最方便、最准确的方法。

固定标志法：即是以人体表面固定不移又有明显特征的部位，如人的五官、指（趾）甲、乳头、肚脐等作为取穴的标志。如两眉之间定印堂，鼻尖定素髎，脐中定神阙，两乳头连线中点定膻中等。

活动标志法：是依据人体某局部活动后出现的隆起、凹陷、孔隙、皱纹等作为取穴标志的方法。如屈肘纹头取曲池，握拳掌横纹头取后溪，张口取听宫、听会，闭口取下关等。

此外，艾灸最简单的方法是在病痛或不舒服的位置直接进行灸疗，这便是中医经络学中的"局部取穴"法。凡是局部出现疼痛、肿胀、僵硬、条索状突起等异常，说明这里存在穴道不通、气血不荣的状况，中医将其称之为"阿是穴"，可以在这些部位直接施灸。

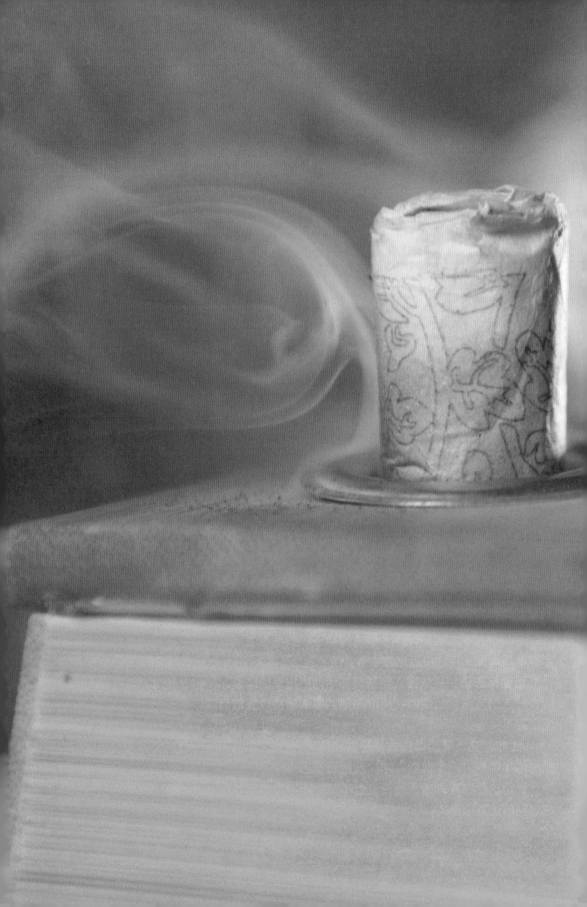

第二章

日常保健

艾灸法

十大艾灸保健黄金穴

灸大椎 ——清脑凝神

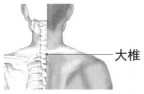

大椎

在第7颈椎棘突下凹陷中。

▶ **保健功效**

大椎为手足三阳经和督脉的交会穴，为强壮保健的重要穴位，能防治各种虚损和感冒等病症，还可清脑凝神，增强智力，调节大脑功能。

▶ **保健灸法**

1.艾条悬起灸：每次温和灸15～20分钟，以局部潮热微红为度。每日或隔1～2日1次。

2.艾炷直接灸：以麦粒大小灸之，用发泡灸或瘢痕灸，每次5～7壮，隔日或每周1次。

灸脾俞 ——补养气血

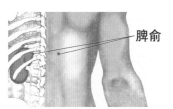

脾俞

在背部，第11胸椎棘突下，旁开1.5寸，左右各1个。

▶ **保健功效**

脾俞为脾的俞穴。艾灸脾俞能健运脾胃，加强机体对营养物质的消化吸收和利用，补养气血，增强体质，对消化系统和血液系统均有很好的调整作用。

▶ **保健功效**

1.艾条悬起灸：每次温和灸10～20分钟，每日或隔日1次，连续灸1～3个月。

2.艾炷直接灸：每次5～7壮，每日或隔日1次，连续灸1～2个月。

3.隔姜灸：每次5～7壮，艾炷如枣核大，每日或隔日1次，连续灸1个月。

灸肾俞

——温通元阳

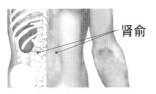

在腰部，第2腰椎棘突下，旁开1.5寸，左右各1个。

▶ 保健功效

肾俞为肾的俞穴。肾为先天之本，精气出入的源泉。艾灸肾俞能补益肾精、温通元阳、强身壮腰、延缓衰老，是常用的保健方法。

▶ 保健功效

1.艾条悬起灸：每次用温和灸10～20分钟，每日或隔日1次，7～10次为1个疗程。

2.艾炷直接灸：用无瘢痕灸法，每次3～7壮，隔日或3日1次，连续灸2～3个月。

3.隔姜灸：每次5～10壮，以皮肤温热潮红为度，隔日或每周灸1次。

灸中脘

——调理肠胃

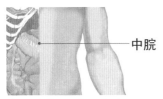

在上腹部，前正中线上，肚脐上4寸。

▶ 保健功效

中脘位于胃脘部，能调理肠胃功能，促进消化吸收，使人体气血旺盛，是重要的养生保健穴之一。

▶ 保健功效

1.艾条悬起灸：以温和灸为主，每次20分钟左右，每日或隔日1次，连续1～2个月。

2.艾炷直接灸：用无瘢痕灸，每次3～5壮，隔日或3～5日1次。

3.隔姜灸：每次5～7壮，艾炷稍大如青豆，每日或隔日1次，胃中虚寒、怕冷者尤为适宜。

灸气海 ——培补元气

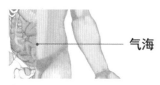

—— 气海

在下腹部，前正中线上，肚脐下1.5寸。

▶ 保健功效

气海又名上丹田，为诸气之海，总调下焦气机，是养生保健的重要穴位。常灸此穴能培补元气，调理气机。

▶ 保健灸法

1.艾条悬起灸：每次10～20分钟，以下腹温热皮肤潮红为度，隔日或3日1次。

2.艾炷直接灸：一般用发泡灸或无瘢痕灸。每次灸5～7壮，隔日1次，或3日1次，10次为1个疗程，间隔数日再灸。

灸关元 —— 温肾固本

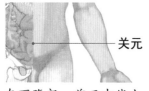

—— 关元

在下腹部，前正中线上，肚脐下3寸。

▶ 保健功效

关元又称丹田，为一身元气之所在。灸关元能温肾固本，补气回阳，通调冲任，理气和血。关元为养生保健、强壮体质的重要穴位，也是老年保健灸的常用穴位。

▶ 保健灸法

1.艾条悬起灸：每次温和灸10～20分钟，每日或隔日1次。

2.隔姜灸：每次灸3～10壮，艾炷如黄豆或枣核大，每日或隔日1次，或3日灸1次，10～15次为1个疗程。

灸曲池 —— 舒筋活络

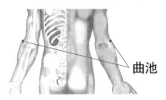

曲池

在肘横纹外侧端，屈肘，当尺泽与肱骨外上髁连线中点，左右各1个。

▶ **保健功效**

曲池为大肠经的合穴，能有效调节胃肠功能。艾灸此穴能温经散寒、舒筋活络，使上肢更加灵活，还可以使眼睛明亮，改善视力。

▶ **保健灸法**

1.艾条悬起灸：以温和灸和回旋灸为主，每次10～15分钟，每日或隔日1次。

2.艾炷直接灸：多用无瘢痕灸或发泡灸，每次3～5壮，艾炷大如青豆，隔日或每周1次。

灸足三里 —— 调和五脏

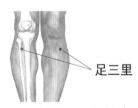

足三里

在小腿前外侧，当犊鼻下3寸，距胫骨前缘一横指，左右各1个。

▶ **保健功效**

足三里具有调理脾胃、补中益气、通经活络、疏风化湿、扶正祛邪之功能。艾灸足三里，可使胃肠蠕动有力而规律，增进食欲，帮助消化。

▶ **保健灸法**

艾条悬起灸：每次15～20分钟，以穴位处稍有红晕为度。隔日施灸1次，每月灸10次；或每月初一至初八（农历）连续施灸8天，效果更佳；或每月初一灸1次，每隔8天1次。

灸阳陵泉

—— 改善肝胆

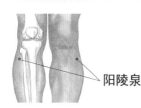

阳陵泉

在小腿外侧，当腓骨头前下方凹陷处，左右各1个。

▶ 保健功效

阳陵泉是足少阳胆经的合穴，为筋之会穴，是强壮筋骨、疏通经脉的常用保健穴，还可以调节和改善肝胆功能，促进胆汁的排泄，有利于消化吸收。

▶ 保健灸法

1.艾条悬起灸：每次温和灸10～20分钟，每日或隔日1次，连灸1～3个月。

2.艾炷直接灸：用麦粒大小的艾炷灸1～3壮，每周或每月灸2次，灸2～3个月。

灸三阴交

—— 调补肝肾

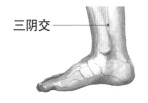

三阴交

在小腿内侧，内踝尖上3寸，胫骨内侧缘后方，左右各1个。

▶ 保健功效

三阴交是指足部的三条阴经中的气血物质在此穴上交会。其中含有脾经的湿热之气、肝经的水湿风气、肾经的寒冷之气，因此，艾灸此穴有调补肝肾气血、疏通经脉、延缓衰老、推迟更年期的功效。

▶ 保健灸法

1.艾条悬起灸：以温和灸和雀啄灸为主，每次20～30分钟，每日或隔日1次，至少连灸1个月。

2.艾炷直接灸：艾炷如小麦粒，每次灸3壮，1次即可。

日常调养，远离亚健康

中老年日常保健
——行气活血，益气壮阳

▶ **症状表现**

中老年人的身体有一个显著的特点，就是"少"。身体留不住营养，体内的维生素、矿物质变少了；分泌的消化液少了，消化不了太多太硬的食物；身体里的水分也少了。极易出现三高、心脑血管疾病、关节炎等病症。

▶ **原因**

中老年人的身体代谢速度越来越缓慢，影响了身体对各种食物营养的吸收，身体功能减弱。

▶ **艾灸功效**

艾灸具有滋补肝肾、益气壮阳、行气活血、疏通经络的作用，能调节血压、降低血脂、增强脏腑功能、防病保健、延缓衰老，是中老年人防病治病、延年益寿的常用保健法。

～～～ 艾灸步骤 ～～～

1　用点燃的艾条对准命门，距离皮肤3～5厘米固定灸10～15分钟。

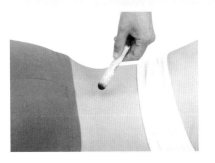

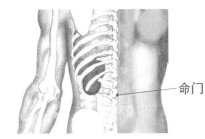

命门

在腰部，后正中线上，第2腰椎棘突下凹陷中。

特效穴位解析

命　门

命门是人体长寿大穴之一，经常艾灸能加强肾脏的气血循环，延缓人体衰老。

2 用点燃的艾条对准关元，距离皮肤3厘米平行反复回旋灸10～15分钟。

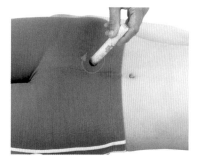

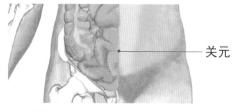

关元

在下腹部，前正中线上，肚脐下3寸。

3 用点燃的艾条对准足三里，距离皮肤3厘米平行反复回旋灸10～15分钟。

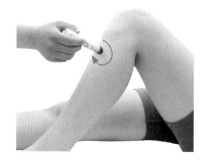

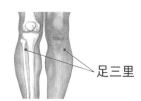

足三里

在小腿前外侧，当犊鼻下3寸，距胫骨
前缘一横指，左右各1个。

4 用点燃的艾条对准三阴交，距离皮肤3厘米平行反复回旋灸10～15分钟。

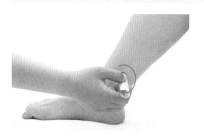

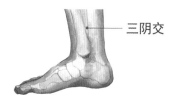

三阴交

在小腿内侧，内踝尖上3寸，胫骨内侧缘后方，
左右各1个。

▶ **疗程**

每日1次，10次为1个疗程。

▶ **医师提示**

1.艾灸保健须坚持数年或长年不断，才能取得效果。

2. 艾灸配合体育锻炼、饮食注意（如少吃盐）等，效果更佳。

中老年腰腿痛

——活血通经止痛

▶ **症状表现**

自觉以腰部、腿部疼痛为主症。

▶ **原因**

中老年腰腿痛与感受外邪、跌扑损伤和久劳等因素有关。感受风寒，或坐卧湿地，或长期从事较重的体力劳动，或腰腿部闪挫撞击，或长期从事较重的体力劳动，均可导致腰腿部经络气血阻滞不通，不通则痛。年老精血亏衰，腰腿部经络失于温煦、濡养，也可致腰腿痛。

▶ **艾灸功效**

艾灸可以活血通经止痛，对中老年腰腿痛有很好的缓解作用。

艾灸步骤

1 用点燃的艾条对准委中，距离皮肤3～5厘米固定灸10～15分钟。

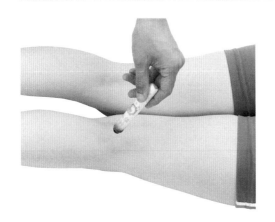
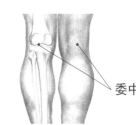

委中

在腘横纹中点，当股二头肌腱与半腱肌肌腱的中间，左右各1个。

委 中

委中为膀胱经合穴。古语"腰背委中求"，是指凡腰背部病症都可取委中治疗，因为此穴具有舒筋通络、散瘀活血等作用；另外，委中位于两条支脉的相合处，通过艾灸可达到通则不痛的效果，故根据"经脉所过，主治所及"的循经取穴规律，可多艾灸委中来治疗各种急慢性腰腿痛等病症。

2 用点燃的艾条对准腰阳关，距离皮肤3～5厘米固定灸10～15分钟。

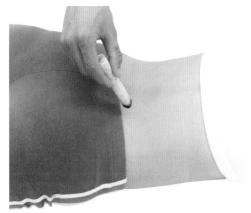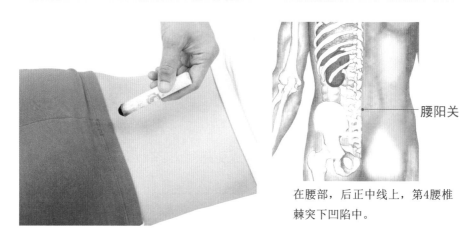

腰阳关

在腰部，后正中线上，第4腰椎棘突下凹陷中。

3 用点燃的艾条对准大肠俞，距离皮肤3～5厘米固定灸10～15分钟。

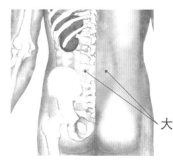

大肠俞

在腰部，第4腰椎棘突下，旁开1.5寸，左右各1个。

4 用点燃的艾条对准阿是穴，距离皮肤3厘米平行反复回旋灸10～15分钟。

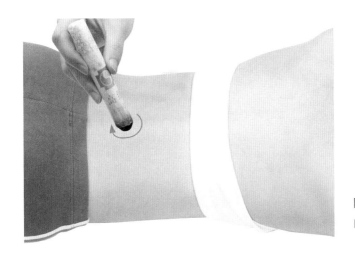

阿是穴即腰部疼痛所在的位置。

▶ **疗程**

每日1次，10次为1个疗程。

▶ **医师提示**

1.明确诊断，积极治疗原发病。

2.患病期间宜睡硬板床，做好腰腿部的防寒保暖，远离潮湿寒冷环境。

辨证分型

寒湿疼痛：腰腿部有受寒史，天气变化或阴雨天冷时加重，腰腿部冷痛重着、酸麻，或拘挛不可俯仰，或疼痛连及下肢。

瘀血疼痛：腰腿部有劳伤或陈伤史，晨起、劳累、久坐时加重，腰腿部肌肉触之有僵硬感，痛处固定不移。

肾虚疼痛：起病缓慢，腰腿隐隐作痛，乏力易倦，脉细。

随症加减

寒湿疼痛　　功效：温阳散寒。

加灸腰俞，距离皮肤3～5厘米固定灸10～15分钟。

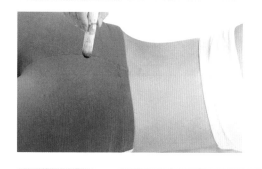

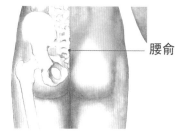

在骶部，后正中线上，适对骶管裂孔。

瘀血疼痛　　功效：活血化瘀。

加灸膈俞，距离皮肤3～5厘米固定灸10～15分钟。

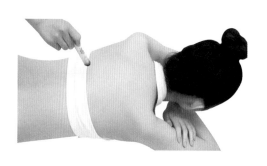

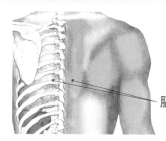

在背部，第7胸椎棘突下，旁开1.5寸，左右各1个。

肾虚疼痛　　功效：益肾壮腰。

加灸命门，距离皮肤3～5厘米固定灸10～15分钟。

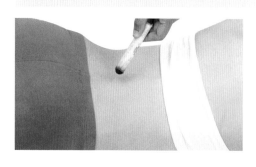

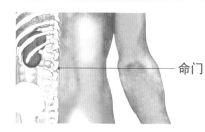

在腰部，后正中线上，第2腰椎棘突下凹陷中。

女性日常保健

——健脾益血，扶正培元

▶ 症状表现

现代社会，女性易出现早衰、更年期提前以及各种皮肤问题（如长痘、长斑等），更有如痛经、月经不调、乳腺增生、妇科炎症等让人头痛的问题。

▶ 原因

女性的身体在一生中需要经历不同阶段的变化，尤其是在经期、孕期、产后，女性的身体抵抗力下降，所以必须要注意适当保健。

▶ 艾灸功效

艾灸可谓是维护女性健康的好帮手。很多女性疾病和亚健康问题都能通过艾灸有效缓解，女性特别适合采用艾灸法进行保健。

艾灸步骤

1 用点燃的艾条对准子宫穴，距离皮肤3～5厘米固定灸10～15分钟。

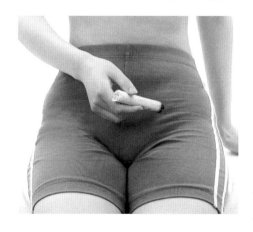

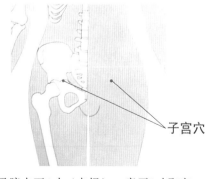

子宫穴

于脐中下4寸（中极），旁开3寸取穴，左右各1个。

2 用点燃的艾条对准血海，距离皮肤3厘米平行反复回旋灸10～15分钟。

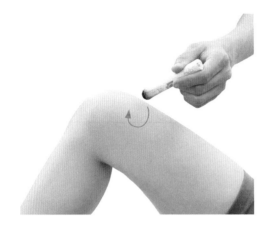

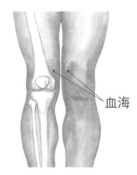

血海

在大腿内侧，髌底内侧端上2寸，当股四头肌内侧头隆起处，左右各1个。

3 用点燃的艾条对准三阴交，距离皮肤3～5厘米固定灸10～15分钟。

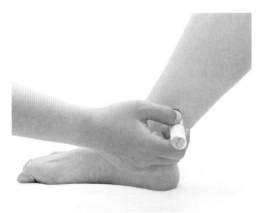

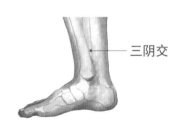

三阴交

在小腿内侧，内踝尖上3寸，胫骨内侧缘后方，左右各1个。

特效穴位解析

三 阴 交

三阴交顾名思义为足三阴经的交会穴，可以调节肝、脾、肾三脏的生理功能。女性艾灸保健，三阴交是要穴，能起到健脾益血、调肝补肾的作用。

4　用点燃的艾条对准太冲，距离皮肤3厘米平行反复回旋灸10～15分钟。

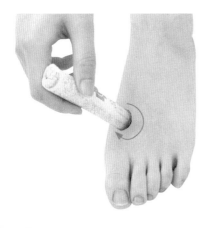

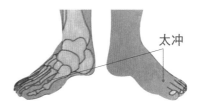

太冲

在足背侧，当第1跖骨间隙的后方凹陷处，左右各1个。

▶ **疗程**

每日1次，10次为1个疗程。

▶ **医师提示**

1.女性注意应保证每日8小时的睡眠时间。如果睡眠不好或不足，会影响皮肤状态。

2.每日需补充足够的水分，这样才能养颜，也有助于身体排毒，并保持大便通畅。

特别指导： 女性适宜与不宜食物

适宜食物

健脾、养心、补肾的食物，如莲子、百合、红豆等。

高钙、高蛋白、高维生素的食物，如蛋类、奶类、瘦肉类、禽肉类、虾皮等。

清淡、新鲜的食物，如新鲜蔬果、五谷类等。

不宜食物

刺激、辛辣的食物，如辣椒、花椒等。

适当控制高脂肪、高胆固醇、过冷、过凉的食物，如鱿鱼、鱼子、蛋黄、肥肉、动物油、油炸食品、冷饮等。

男性日常保健

——补益脾胃，调肝补肾

▶ **症状表现**

现代男性的共同特点是生活、工作压力比较大，吃饭不太规律，睡眠不是很好，有的男性阳气消耗过度，易发生腰膝冷痛、易感风寒、夜尿频多、阳痿遗精等病症。

▶ **原因**

生活节奏快、各方的压力较大，是现代男性出现上述症状的原因。对应艾灸保健，重点是养肾、健脾胃、缓解情绪。肾是先天之本，补肾对男人尤为重要。肾气是指肾精所化之气，它反映了肾的功能活动，对人体的生命活动尤为重要。脾胃为身体之本，若脾胃不和，不仅早衰损寿，还会引发各种病症，对健康极为不利。

▶ **艾灸功效**

灸法是补肾、健脾的较好方法，而且直接作用于人的腧穴，效果好，见效快。

艾灸步骤

1 用点燃的艾条对准关元，距离皮肤3～5厘米固定灸10～15分钟。

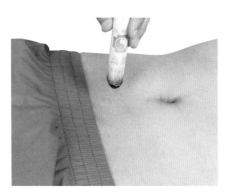
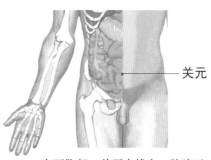

关元

在下腹部，前正中线上，肚脐下3寸。

2　用点燃的艾条对准中极，距离皮肤3厘米平行反复回旋灸10～15分钟。

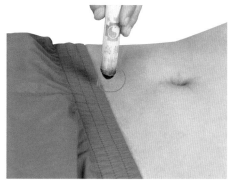
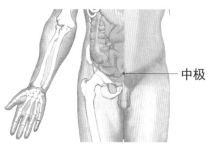

中极

在下腹部，前正中线上，肚脐下4寸。

3　用点燃的艾条对准肾俞，距离皮肤3～5厘米固定灸10～15分钟。

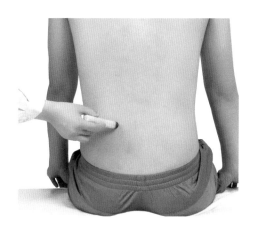
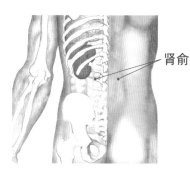

肾俞

在腰部，第2腰椎棘突下，旁开1.5寸，
左右各1个。

4　用点燃的艾条对准足三里，距离皮肤3～5厘米固定灸10～15分钟。

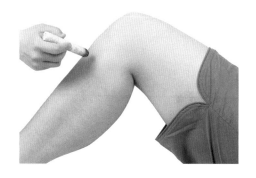
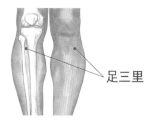

足三里

在小腿前外侧，当犊鼻下3寸，距胫
骨前缘一横指，左右各1个。

足 三 里

足三里为足阳明胃经的主要穴位之一，是人体重要穴位。经常灸疗具有补益脾胃、扶正培元、调和气血的功效。

5 用点燃的艾条对准三阴交，距离皮肤3厘米平行反复回旋灸10～15分钟。

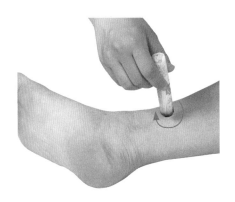
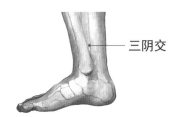

三阴交

在小腿内侧，内踝尖上3寸，胫骨内侧缘后方，左右各1个。

▶ 疗程

每日1次，10次为1个疗程。

▶ 医师提示

1.很多男性在职场上由于压力大，肝火都比较旺，这时一定要少吃肉，多吃含钾比较丰富的食物，例如橙子、橘子、香蕉、玉米等。

2.男性也需要养脑，应该多吃坚果，例如核桃、芝麻、松子之类。平时每天吃25克左右的坚果对养脑非常有好处。

畏寒怕冷

——补气养血，温经通络

▶ 症状表现

怕冷，手脚冰凉，容易感冒且感冒恢复期长，面色暗淡，无血色。

▶ 原因

中医认为，手脚冰凉是闭症的一种表现，所谓闭即是不通，受到天气转凉或身体受凉等因素的影响，致使经脉不通，导致机体阳气不足，肢体冷凉，手脚发红或发白，甚至出现疼痛的感觉。

▶ 艾灸功效

补气养血，温经通络，艾灸对女性畏寒怕冷很有效。

艾灸步骤

1 用点燃的艾条对准中脘，距离皮肤3厘米平行反复回旋灸10～15分钟。

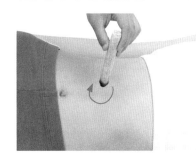
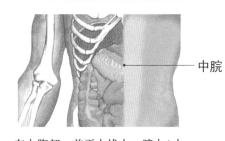

中脘

在上腹部，前正中线上，脐上4寸。

2 用点燃的艾条对准关元，距离皮肤3厘米平行反复回旋灸10～15分钟。

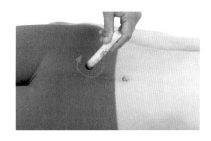
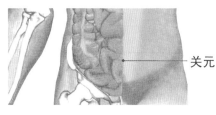

关元

在下腹部，前正中线上，脐下3寸。

3 用点燃的艾条对准内关，距离皮肤3厘米平行反复回旋灸10～15分钟。

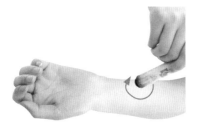

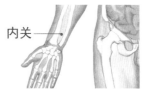

内关

在前臂掌侧，当曲泽与大陵的连线上，腕横纹上2寸，掌长肌腱与桡侧腕屈肌腱之间，左右各1个。

4 用点燃的艾条对准通里，距离皮肤3～5厘米固定灸10～15分钟。

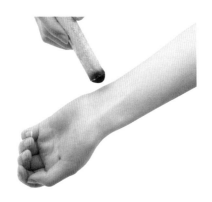

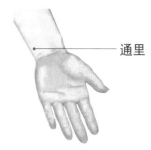

通里

在前臂掌侧，当尺侧腕屈肌腱的桡侧缘，腕横纹上1寸，左右各1个。

5 用点燃的艾条对准厥阴俞，距离皮肤3～5厘米固定灸10～15分钟。

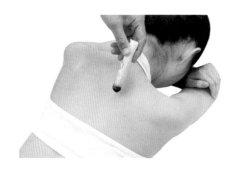

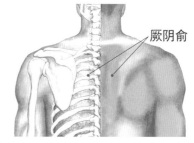

厥阴俞

在背部，第4胸椎棘突下，旁开1.5寸处，左右各1个。

6 用点燃的艾条对准心俞，距离皮肤3厘米平行反复回旋灸10～15分钟。

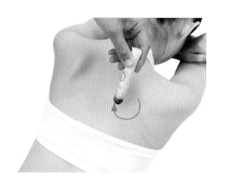

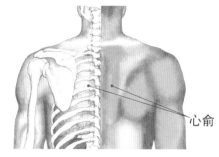

心俞

在背部，第5胸椎棘突下，旁开1.5寸，左右各1个。

7 用点燃的艾条对准巨阙，距离皮肤3厘米平行反复回旋灸10～15分钟。

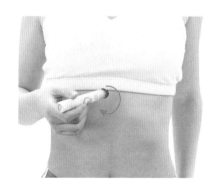

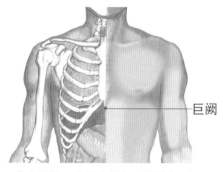

巨阙

在上腹部，前正中线上，当脐上6寸。

特效穴位解析

巨　阙

　　"巨"，巨大；"阙"，宫阙，为君主居住之所在地。表示巨阙是经脉之气流经并停驻之处。古代将心脏视为君主之官，因此巨阙是汇聚心脏脉气之处，募集心经气血，温通经脉。

31

每日1次，10次为1个疗程。

▶ 医师提示

1.适当运动，让血液循环和新陈代谢加速。

2.注意保暖，尤其要注意关节的保暖。

3.晚上睡觉前热水泡脚。

4.养成每天饮用3～5杯生姜红茶的习惯。

辨证分型

气虚：面色苍白，唇色爪甲淡白无华，头晕目眩，肢体麻木，筋脉拘挛，心悸怔忡，失眠多梦，皮肤干燥，头发枯焦，以及大便燥结，小便不利等。

血虚：手脚冰冷，冬天加重。面色萎黄，头晕眼花，痛经，心悸，失眠，脉虚细等。

阳虚：免疫力下降，肤色晦暗，爱起痤疮、起斑，头发干枯、易脱发，肢体浮肿等。

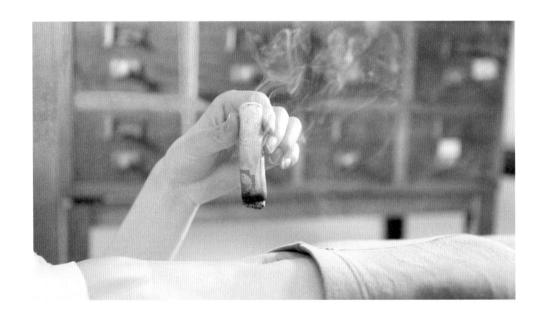

随症加减

气虚　　　　　功效：补气通络。

1 加灸膈俞，距离皮肤3厘米平行反复回旋灸10～15分钟。

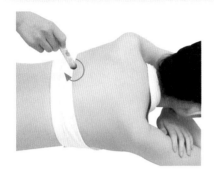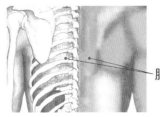

膈俞

在背部，第7胸椎棘突下，旁开1.5寸，左右各1个。

2 加灸气海，距离皮肤3厘米平行反复回旋灸10～15分钟。

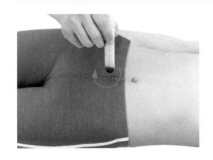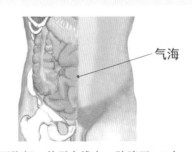

气海

在下腹部，前正中线上，肚脐下1.5寸。

血虚　　　　　功效：养血通络。

1 加灸血海，距离皮肤3厘米平行反复回旋灸10～15分钟。

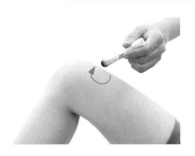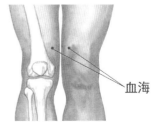

血海

在大腿内侧，髌底内侧端上2寸，当股四头肌内侧头隆起处，左右各1个。

2 加灸太冲，距离皮肤3厘米平行反复回旋灸10～15分钟。

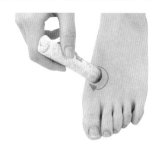
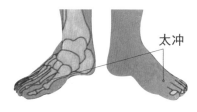

太冲

在足背侧，当第1跖骨间隙的后方
凹陷处，左右各1个。

阳虚　　　功效：升阳通络。

1 加灸肾俞，距离皮肤3厘米平行反复回旋灸10～15分钟。

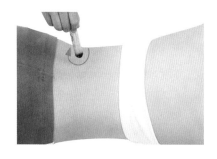
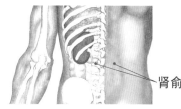

肾俞

在腰部，第2腰椎棘突下，旁开1.5寸，
左右各1个。

2 加灸足三里，距离皮肤3厘米平行反复回旋灸10～15分钟。

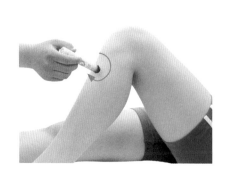
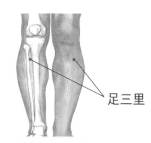

足三里

在小腿前外侧，当犊鼻下3寸，距胫
骨前缘一横指，左右各1个。

颈椎僵硬

——通经活络，缓解"颈椎病"

▶ **症状表现**

常见颈部僵硬酸痛不舒服，伴有颈部旋转不利，头后仰颈部不适，连带背部觉得很紧。而后逐渐感觉颈肩部酸痛，伴有上肢发麻、疼痛、酸软无力，严重者会引发颈椎病。

▶ **原因**

中医学认为本病因感受外邪、劳损筋肉，邪气客于经脉，气血瘀滞，经脉痹阻不通所致。

▶ **艾灸功效**

艾条可以祛风散寒，通络止痛，改善局部血液循环，加强颈部肌肉的力量，增加颈椎的稳定性，对治疗颈椎僵硬很有效。

～～～ **艾灸步骤** ～～～

1 用点燃的艾条对准大椎，距离皮肤3～5厘米固定灸10～15分钟。

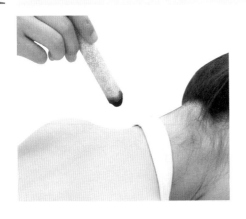

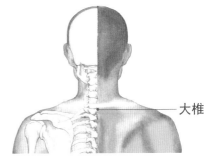

大椎

在第7颈椎棘突下凹陷中。

2 用点燃的艾条对准天柱，距离皮肤3厘米平行反复回旋灸10～15分钟。

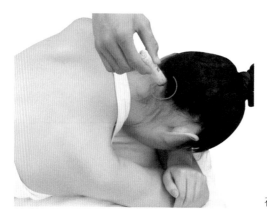

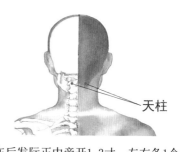

天柱

在后发际正中旁开1.3寸，左右各1个。

3 用点燃的艾条对准后溪，距离皮肤3～5厘米固定灸10～15分钟。

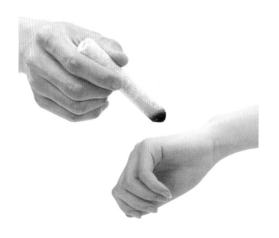

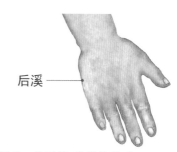

后溪

微握拳，位于第5指掌关节后，尺侧的远侧掌横纹头赤白肉际，左右各1个。

特效穴位解析

后 溪

后溪为手太阳小肠经的腧穴，又为八脉交会穴之一，通于督脉、小肠经，有舒经利窍、宁神之功。艾灸后溪适合经常坐在电脑前的上班族、发育中的孩子，可预防驼背、颈椎病，缓解疲劳、补精益气等。

▶ **疗程**

每日1次，10次为1个疗程。

▶ **医师提示**

1.要防治结合。生活、工作中要注意劳逸结合，尤其是伏案工作的人更应该多加注意，一般45分钟左右就应适当休息一下，从而放松颈肩部及全身。

2.起卧定时，按时进行体育锻炼，夜卧枕头不宜过高或过低，并注意颈肩部的保暖。

辨证分型

风寒痹阻：由于夜寐露肩或久卧湿地，导致颈项强痛，肩臂酸楚，颈部活动受限，甚则手臂麻木发冷，遇寒加重；或伴形寒怕冷、全身酸楚。舌苔薄白或白腻，脉弦紧。

劳伤血瘀：多见于有外伤史或久坐低头职业者，颈项、肩臂疼痛，甚则放射至前臂，手指麻木，劳累后加重，项部僵直或肿胀，活动不利，肩胛冈上下窝及肩峰有压痛，舌质紫黯者有瘀点，脉涩。

随症加减

风寒痹阻　　功效：祛风通络。

1　加灸风门，距离皮肤3～5厘米固定灸10～15分钟。

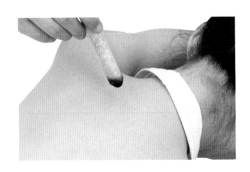
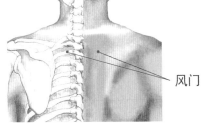

风门

在背部，第2胸椎棘突下，旁开1.5寸，左右各1个。

2 加灸风府，距离皮肤3～5厘米固定灸10～15分钟。

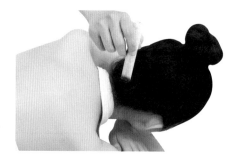

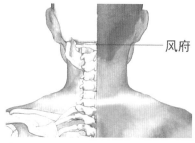

风府

在项部，后发际正中直上1寸，枕外隆凸直下凹陷中。

劳伤血瘀　　功效：活血化瘀，通络止痛。

1 加灸膈俞，距离皮肤3～5厘米固定灸10～15分钟。

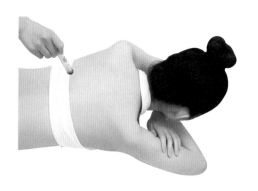

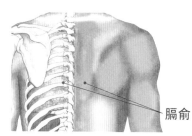

膈俞

在背部，第7胸椎棘突下，旁开1.5寸，左右各1个。

2 加灸合谷，距离皮肤3～5厘米固定灸10～15分钟。

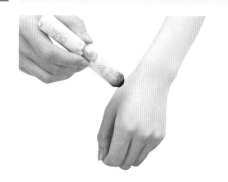

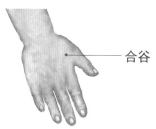

合谷

在手背，第1、第2掌骨间，当第2掌骨桡侧的中点处，左右各1个。

肩周疼痛

——通络止痛，拒绝"肩周炎"

▶ **症状表现**

肩周围疼痛，呈阵发性，多数为慢性发作，以后疼痛逐渐加剧，或钝痛，或刀割样痛，且呈持续性，气候变化或劳累后，疼痛常加重。疼痛可向颈项及上肢(特别是肘部)扩散，甚至产生活动功能障碍，导致肩周炎。肩关节向各方向活动均可受限，以外展、上举、内外旋更为明显。随着病情进展，由于长期废用引起关节囊及肩周软组织的粘连，肌力逐渐下降。常伴怕冷，即使在暑天，肩部也不敢吹风。

▶ **原因**

本病多由慢性劳损、外伤筋骨、气血不足、复感风寒湿邪所致。

▶ **艾灸功效**

艾灸能够祛风散寒，通经活络，对缓解肩周疼痛很有效。

艾灸步骤

1 用点燃的艾条对准肩髃，距离皮肤3厘米平行反复回旋灸10～15分钟。

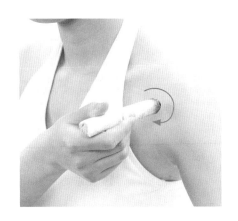

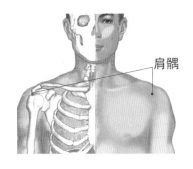

肩髃

在肩峰端下缘，当肩峰与肱骨大结节之间，三角肌上部中央，左右各1个。

特效穴位解析

肩 髃

　　肩髃属手阳明大肠经，是手阳明大肠经、阳跷脉之会。周围分布有锁骨上神经后支、腋神经和旋肱后动、静脉。艾灸肩髃主治肩关节周围炎、肩臂疼痛、上肢不遂等。

2 用点燃的艾条对准肩贞，距离皮肤3厘米平行反复回旋灸10～15分钟。

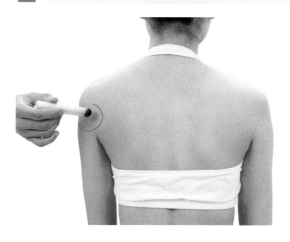

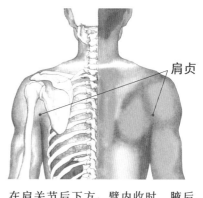

在肩关节后下方，臂内收时，腋后纹头上1寸，左右各1个。

3 用点燃的艾条对准臂臑，距离皮肤3～5厘米固定灸10～15分钟。

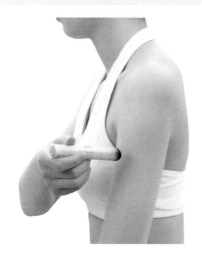

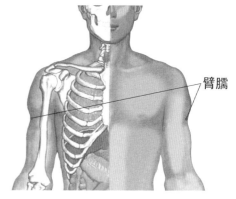

在臂外侧，三角肌止点处，当曲池与肩髃连线上，曲池上7寸处，左右各1个。

4 用点燃的艾条对准曲池，距离皮肤3厘米平行反复回旋灸10～15分钟。

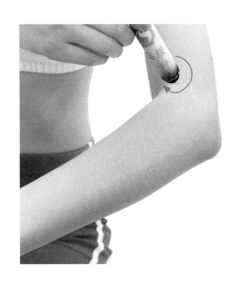

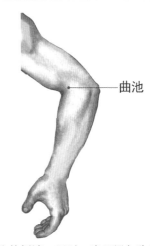

曲池

在肘横纹外侧端，屈肘，当尺泽与肱骨
外上髁连线中点，左右各1个。

▶ 疗程

每日1次，10次为1个疗程。

▶ 医师提示

1.做好肩部保暖，避免风寒侵袭。

2.夏、秋季节治疗效果较好，必要时配合功能锻炼。

3.可配合隔姜灸治疗。

辨证分型

外邪内侵：肩部窜痛，遇风寒痛增，得温痛缓，畏风恶寒，或肩部有沉重感，舌淡，苔薄白，脉弦滑或弦紧。

气滞血瘀：肩部肿胀，疼痛拒按，以夜间为甚，舌黯或有瘀斑，苔白或黄，脉弦或细涩。

气血虚弱：肩部酸痛，劳累后疼痛加重，或伴头晕目眩、气短懒言、心悸失眠、四肢乏力，舌淡苔少或白，脉沉细弱。

随症加减

外邪内侵　　功效：祛风散寒。

加灸外关，距离皮肤3～5厘米固定灸10～15分钟。

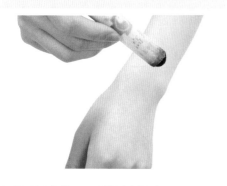
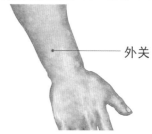

外关

在前臂背侧，当阳池与肘尖的连线上，腕背横纹上2寸，尺骨与桡骨之间，左右各1个。

气滞血瘀　　功效：活血化瘀。

加灸膈俞，距离皮肤3～5厘米固定灸10～15分钟。

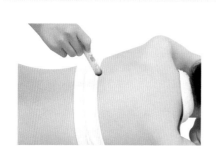
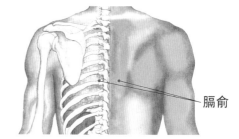

膈俞

在背部，第7胸椎棘突下，旁开1.5寸，左右各1个。

气血虚弱　　功效：补气养血。

加灸足三里，距离皮肤3～5厘米固定灸10～15分钟。

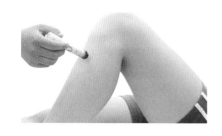
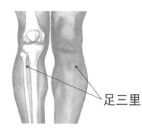

足三里

在小腿前外侧，当犊鼻下3寸，距胫骨前缘一横指，左右各1个。

空调病

——疏风散寒，化湿通络

▶ 症状表现

长时间在空调环境下工作、学习的人，容易出现鼻塞、头晕、打喷嚏、耳鸣、乏力、记忆力减退等症状，以及一些皮肤过敏的症状，如皮肤发紧发干、易过敏、状态变差等，这些统称为空调病。

▶ 原因

因空气不流通，环境质量较差，加上长时间处于冷气中，冷气刺激机体，轻则出现咳嗽、打喷嚏、流涕等症状，引发上呼吸道疾病，严重的引起下呼吸道疾病如肺炎等。

▶ 艾灸功效

艾灸可以疏风散寒，化湿通络，治疗空调病非常有效。尤其对于风寒、暑湿效果尤佳。

艾灸步骤

1 用点燃的艾条对准风池，距离皮肤3～5厘米固定灸10～15分钟。

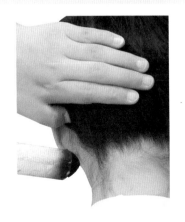

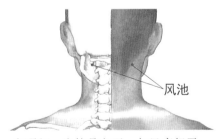

风池

在项部，当枕骨之下，与风府相平，胸锁乳突肌与斜方肌上端之间的凹陷处，左右各1个。

风 池

风，指穴内物质为天部的风气；池，盛水液之器也，指穴内物质富含水湿。风池意指有经气血在此化为阳热风气。本穴物质为脑空传来的水湿之气，至本穴后，因受外部之热，水湿之气胀散并化为阳热风气输散于头颈各部。

2 用点燃的艾条对准大椎，距离皮肤3厘米平行反复回旋灸10～15分钟。

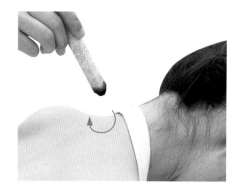

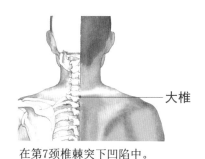

大椎

在第7颈椎棘突下凹陷中。

3 用点燃的艾条对准合谷，距离皮肤3～5厘米固定灸10～15分钟。

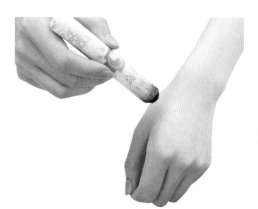

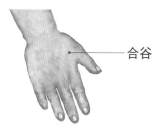

合谷

在手背，第1、第2掌骨间，当第2掌骨桡侧的中点处，左右各1个。

4 用点燃的艾条对准外关，距离皮肤3厘米平行反复回旋灸10～15分钟。

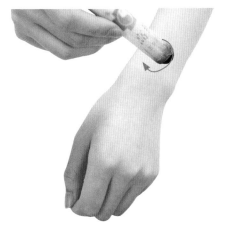

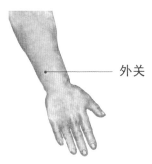

外关

在前臂背侧，当阳池与肘尖的连线上，腕背横纹上2寸，尺骨与桡骨之间，左右各1个。

▶ **疗程**

每日1次，10次为1个疗程。

▶ **医师提示**

1.可于施灸前先刮痧以令寒出，然后加上灸法，注入纯阳正气，温通血脉同时进一步驱散寒邪，达到更好的治疗效果。

2.使用空调时，室内温度不宜太低，要保持在26℃左右，每2周清洗空调过滤网。

3.使用空调每2小时通风1次，注意多饮水。

辨证分型

风寒表证：表现为恶寒发热，无汗，头痛、周身酸痛，鼻塞不通，音哑，喷嚏，流清涕，有少量清稀痰，苔薄白，脉浮紧。

风热表证：患者表现为发热、微恶寒，鼻塞，流涕，咽喉痒、痛、红、干，欲饮水，咳嗽痰黄，舌苔薄白，脉浮数。

暑湿外感：表现为身热不畅，微恶寒，汗出而热不解，头痛头重，身重困倦，胸闷呕恶，食欲不振，口淡而黏，小便短赤，苔黄腻，脉濡。

风寒表证　　功效：祛风散寒。

1　加灸风门，距离皮肤3～5厘米固定灸10～15分钟。

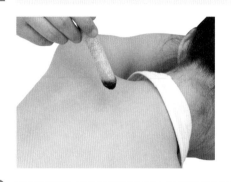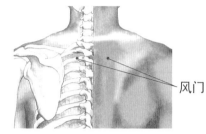

风门

在背部，第2胸椎棘突下，旁开1.5寸，左右各1个。

2　加灸肺俞，距离皮肤3～5厘米固定灸10～15分钟。

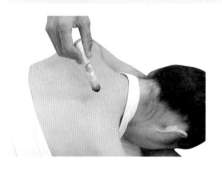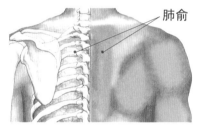

肺俞

在背部，第3胸椎棘突下，旁开1.5寸，左右各1个。

风热表证　　功效：疏散风热。

1　加灸曲池，距离皮肤3～5厘米固定灸10～15分钟。

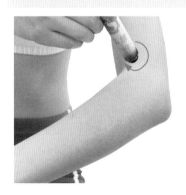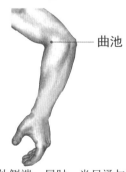

曲池

在肘横纹外侧端，屈肘，当尺泽与肱骨外上髁连线中点，左右各1个。

2 加灸曲泽，距离皮肤3～5厘米固定灸10～15分钟。

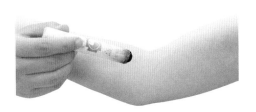

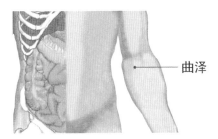

曲泽

在肘横纹中，当肱二头肌腱的尺侧，左右各1个。

暑湿外感　功效：和中化湿。

1 加灸中脘，距离皮肤3～5厘米固定灸10～15分钟。

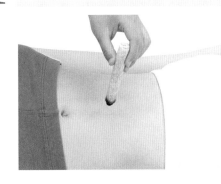

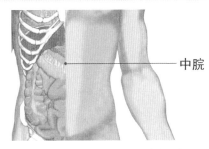

中脘

在上腹部，前正中线上，肚脐上4寸。

2 加灸足三里，距离皮肤3～5厘米固定灸10～15分钟。

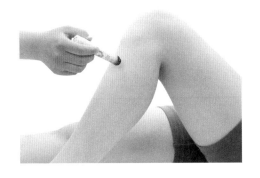

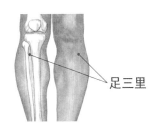

足三里

在小腿前外侧，当犊鼻下3寸，距胫骨前缘一横指，左右各1个。

腰部酸痛

——温阳散寒，益肾壮腰

▶ **症状表现**

自觉以腰部疼痛症状为主，常见于西医学的腰部软组织损伤等。

▶ **原因**

腰部酸痛主要与感受外邪、跌扑损伤和劳欲太过等因素有关。感受风寒或坐卧湿地，或长期从事较重的体力劳动，或腰部闪挫撞击损伤未完全恢复，均可导致腰部经络气血阻滞，不通则痛，故见疼痛。

▶ **艾灸功效**

艾灸可以温阳散寒，益肾壮腰，对缓解腰部酸痛很有效。

~~~~~~~~~~~ 艾灸步骤 ~~~~~~~~~~~

1　用点燃的艾条对准腰阳关，距离皮肤3～5厘米固定灸10～15分钟。

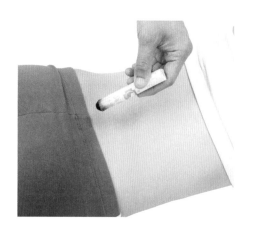

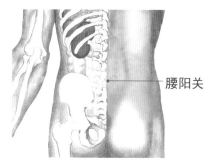

腰阳关

在腰部，后正中线上，第4腰椎棘突下凹陷中。

特效穴位解析

腰 阳 关

腰，穴在腰部也。阳，阳气也。关，关卡也。腰阳关意指督脉的上行气血中滞重的水湿在此沉降于下。本穴物质为腰俞传来的水湿之气，在上行至本穴的过程中是散热吸湿，至本穴后滞重的水湿之气不能继续上行，如同督脉水湿上行的关卡一般，故名腰阳关。腰阳关分布有腰神经后支的内侧支和腰动脉后支。艾灸腰阳关主治腰骶疼痛、下肢麻痹等病。

2 用点燃的艾条对准肾俞，距离皮肤3厘米平行反复回旋灸10～15分钟。

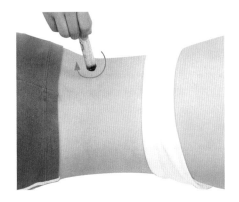

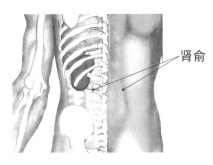

肾俞

在腰部，第2腰椎棘突下，旁开1.5寸，左右各1个。

3 用点燃的艾条对准大肠俞，距离皮肤3～5厘米固定灸10～15分钟。

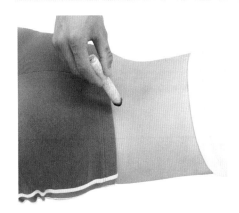

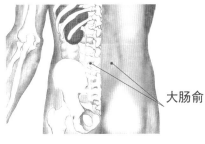

大肠俞

在腰部，第4腰椎棘突下，旁开1.5寸，左右各1个。

4 用点燃的艾条对准阿是穴，距离皮肤3厘米平行反复回旋灸10～15分钟。

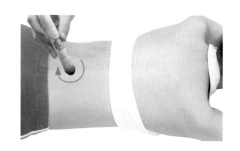

阿是穴即疼痛所在的位置。

5 用点燃的艾条对准委中，距离皮肤3～5厘米固定灸10～15分钟。

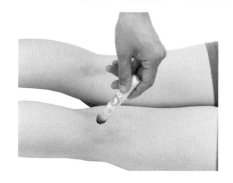

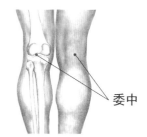

委中

在腘横纹中点，当股二头肌腱与半腱肌肌腱的中间，左右各1个。

▶ **疗程**

每日1次，10次为1个疗程。

▶ **医师提示**

可于施灸前先刮痧以令寒出，然后加上灸法，注入纯阳正气，温通血脉，进一步驱散寒邪，达到更好的治疗效果。

┌─────────── 辨证分型 ───────────┐

寒湿腰痛：腰部有受寒史，天气变化或阴雨风冷时加重，腰部冷痛重着、酸麻，或拘挛不可俯仰，或疼痛连及下肢。

瘀血腰痛：腰部有劳损或陈旧损伤史，晨起、劳累、久坐时加重，腰部两侧肌肉触之有僵硬感，痛处固定不移。

肾虚腰痛：起病缓慢，腰部隐隐作痛，乏力易疲倦。

└──────────────────────────────┘

随症加减

寒湿腰痛　　功效：温阳散寒。

加灸腰俞，距离皮肤3～5厘米固定灸10～15分钟。

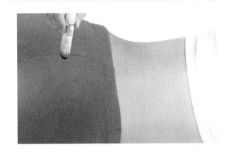
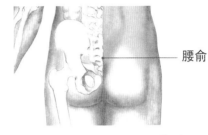

腰俞

在骶部，后正中线上，适对骶管裂孔。

瘀血腰痛　　功效：活血化瘀。

加灸膈俞，距离皮肤3～5厘米固定灸10～15分钟。

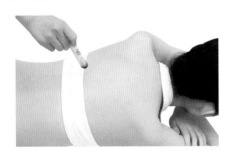
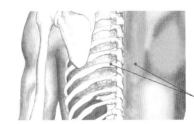

膈俞

在背部，第7胸椎棘突下，旁开1.5寸，左右各1个。

肾虚腰痛　　功效：能益肾壮腰。

加灸命门，距离皮肤3～5厘米固定灸10～15分钟。

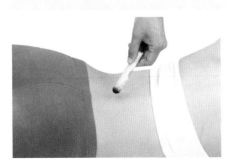
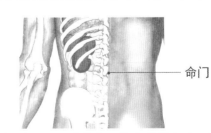

命门

在腰部，后正中线上，第2腰椎棘突下凹陷中。

慢性疲劳综合征

——补脾益胃，补肾壮阳

▶ 症状表现

慢性疲劳综合征是以持续半年以上的慢性、反复性极度疲劳为主要特征的综合征。其症状包括发热、喉咙痛、淋巴结肿大、极度疲劳、失去食欲、复发性上呼吸道感染、腹部不适、黄疸、焦虑、忧郁、烦躁及情绪不稳、睡眠中断、对光及热敏感、记忆力差、无法集中注意力、头痛、痉挛、肌肉与关节痛。

▶ 原因

中医学认为本病与肝、脾、肾的病变有关。主要由于劳欲过度、情志内伤或复感外邪，致肝、脾、肾功能失调。

▶ 艾灸功效

艾灸可以补脾益胃，补肾壮阳，对调理本症很有效果。

艾灸步骤

1 用点燃的艾条对准百会，距离皮肤3～5厘米固定灸10～15分钟。

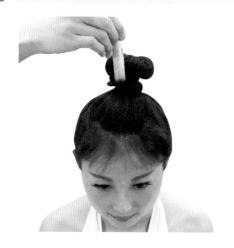

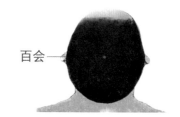

百会——

在头部，头顶正中心，两耳尖直上连线中点。

2 用点燃的艾条对准印堂，距离皮肤3厘米平行反复回旋灸10～15分钟。

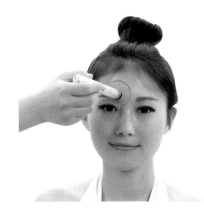

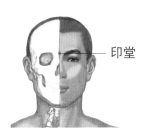

印堂

在前额部，当两眉头间连线与前正中线之交点处。

3 用点燃的艾条对准神门，距离皮肤3～5厘米固定灸10～15分钟。

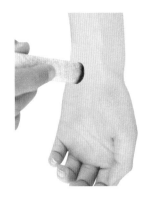

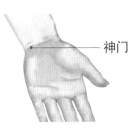

神门

在腕部，腕掌侧横纹尺侧端，尺侧腕屈肌腱的桡侧凹陷处，左右各1个。

4 用点燃的艾条对准足三里，距离皮肤3～5厘米固定灸10～15分钟。

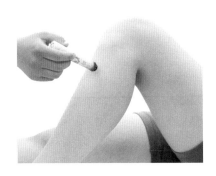

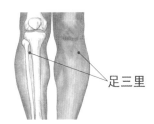

足三里

在小腿前外侧，当犊鼻下3寸，距胫骨前缘一横指，左右各1个。

5 用点燃的艾条对准三阴交，距离皮肤3厘米平行反复回旋灸10～15分钟。

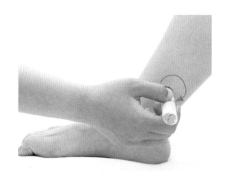

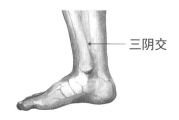

三阴交

在小腿内侧，内踝尖上3寸，胫骨内侧缘后方，左右各1个。

6 用点燃的艾条对准太溪，距离皮肤3厘米平行反复回旋灸10～15分钟。

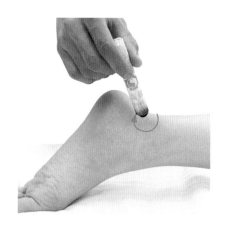

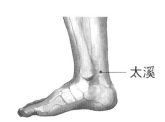

太溪

在足内侧，内踝后方，当内踝尖与跟腱之间的凹陷处，左右各1个。

特效穴位解析

太 溪

太，大也；溪，溪流也。该穴意指肾经水液在此形成较大的溪流。本穴物质为然谷传来的冷降之水，至本穴后，冷降水液形成了较为宽大的浅溪，故名。此穴是肾经的原穴，也就是说肾经的元气大会于此。艾灸太溪能够激发、调动身体的原动力，缓解疲劳症状。

▶ 疗程

每日1次，10次为1个疗程。

▶ 医师提示

艾灸以自己舒适为度，灸至皮肤产生红晕为止，最好是在每晚临睡前进行。这样还有助于提高睡眠质量，缓解疲劳。

辨证分型

肾阴虚证：口燥咽干，心烦失眠，手足心热，盗汗，腰痛或腰腿酸软或筋骨酸软，尿短便结，舌质红少津、苔少薄黄，脉细数。

肾阳虚证：畏寒肢冷，口不渴，易出汗或自汗，尿清长、便溏，神疲乏力，腰膝酸软，舌质淡、舌体胖嫩，脉弱无力。

脾胃虚弱：多见隐隐胃痛、喜暖喜按，纳少神倦，饮食无味，食入不化，大便稀溏，舌质淡、胖嫩，舌边可见齿印，脉缓而无力。

～～～ 随症加减 ～～～

肾阴虚证 　功效：补充肾阴，补虚益肝。

1 　加灸然谷，距离皮肤3～5厘米固定灸10～15分钟。

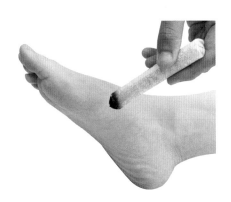
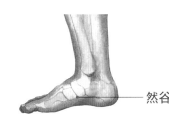

然谷

在足内侧缘，足舟骨粗隆下方，赤白肉际处。

2 加灸肾俞，距离皮肤3～5厘米固定灸10～15分钟。

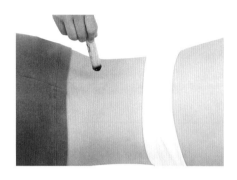

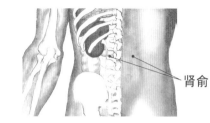
肾俞

在腰部，第2腰椎棘突下，旁开1.5寸，左右各1个。

肾阳虚证 功效：能温补肾阳。

1 加灸命门，距离皮肤3～5厘米固定灸10～15分钟。

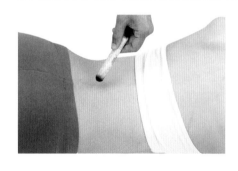

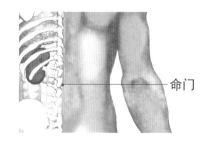
命门

在腰部，后正中线上，第2腰椎棘突下凹陷中。

2 加灸肾俞，距离皮肤3～5厘米固定灸10～15分钟。

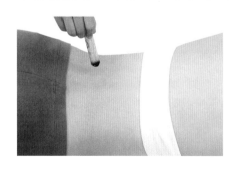

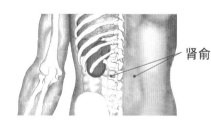
肾俞

在腰部，第2腰椎棘突下，旁开1.5寸，左右各1个。

脾胃虚弱　　功效：健脾胃，增体力。

1 加灸脾俞，距离皮肤3～5厘米固定灸10～15分钟。

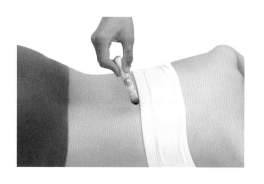

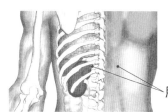

脾俞

在背部，第11胸椎棘突下，旁开1.5寸，左右各1个。

2 加灸胃俞，距离皮肤3～5厘米固定灸10～15分钟。

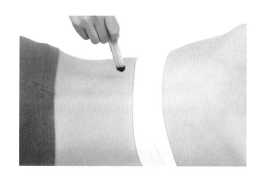

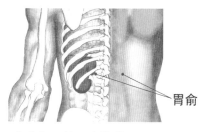

胃俞

在背部，第12胸椎棘突下，旁开1.5寸，左右各1个。

压力过大

——活血化瘀，宁心安神

▶ **症状表现**

当今社会，竞争无处不在，生活节奏明显加快。伴随着生活和工作的，还有压力。压力在一定范围内是有助于我们进步的，所谓压力就是动力。但是如果压力过大，就会对我们的身心造成影响，甚至会促进疾病发生，影响智力和能力的正常发挥。压力大的人经常会出现记忆力减退、头晕等，如果不及时解决还有可能转变成精神疾病。

▶ **原因**

人们产生压力的过程非常复杂，主要是长期的心理疾病没有得到合适的解决而造成的。长期处于精神高度紧张的状态，而又得不到应有的调剂，身心过度疲劳，久而久之，必然会导致焦虑不安、抑郁症、精神障碍等心理问题和疾病。

▶ **艾灸功效**

艾灸可以活血化瘀，宁心安神，对精神压力过大有一定的缓解作用。

艾灸步骤

1 用点燃的艾条对准百会，距离皮肤3～5厘米固定灸10～15分钟。

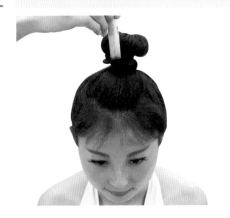

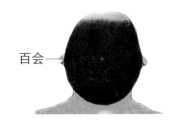

百会——

在头部，头顶正中心，两耳尖直上连线中点。

2 用点燃的艾条对准四神聪，距离皮肤3厘米平行反复回旋灸10～15分钟。

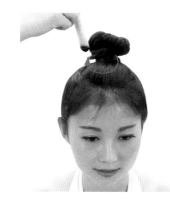

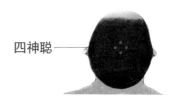

四神聪

经外穴。在头顶部，当百会前后左右各1寸，共4穴。

3 用点燃的艾条对准神门，距离皮肤3～5厘米固定灸10～15分钟。

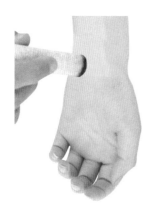

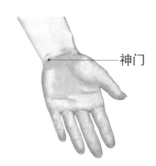

神门

在腕部，腕掌侧横纹尺侧端，尺侧腕屈肌腱的桡侧凹陷处，左右各1个。

4 用点燃的艾条对准内关，距离皮肤3厘米平行反复回旋灸10～15分钟。

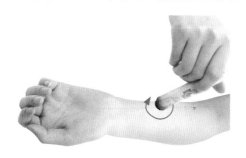

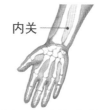

内关

在前臂掌侧，当曲泽与大陵的连线上，腕横纹上2寸，掌长肌腱与桡侧腕屈肌腱之间，左右各1个。

特效穴位解析

<h1 style="text-align:center">内 关</h1>

内，内部也；关，关卡也。内关意指心包经的体表经水由此注入体内。本穴物质为间使穴传来的地部经水，流至本穴后由本穴的地部孔隙从地之表部注入心包经的体内经脉，心包经体内经脉经水的气化之气无法从本穴的地部孔隙外出体表，如被关卡阻挡一般。内关是心包经的络穴、八脉交会穴，与阴维脉相通，艾灸内关可治疗压力大、郁证等情志病。

▶ **疗程**

每日1次，10次为1个疗程。

▶ **医师提示**

1.找到压力产生的原因：是家庭生活，还是人际关系，做到具体情况具体解决。

2.学会释放压力，通过参加体育运动、放声歌唱或者多去郊外走走，将自己的身心放松。

3.多做深呼吸，把心中的浊气给排出来。

辨证分型

肝气郁结：精神抑郁，胸肋作胀，或脘腹痞闷，嗳气频作，善太息，或咽中不适，如有物阻，吞之不下，咳之不出，但饮食吞咽无碍（梅核气）；女子或见月经不调；苔白，脉弦。

心血瘀阻：心悸怔忡，胸闷心痛阵发，或面唇紫黯，舌紫或见瘀斑，脉细涩或结代。

气郁化火：急躁易怒，哭笑无常，胸闷胁胀，头痛目赤，口苦，嘈杂反酸，便结尿黄，舌红，苔黄，脉弦数。

水气凌心：心悸怔忡不已，胸闷气喘，不能平卧，咳吐大量泡沫痰涎，面浮足肿，尿少，苔白腻或白滑，脉弦滑数。

~~~~~ **随症加减** ~~~~~

肝气郁结　　功效：疏肝理气。

1　加灸肝俞，距离皮肤3～5厘米固定灸10～15分钟。

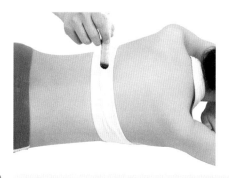
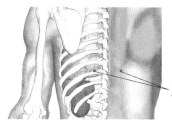

肝俞

在背部，第9胸椎棘突下，旁开1.5寸，左右各1个。

2　加灸期门，距离皮肤3～5厘米固定灸10～15分钟。

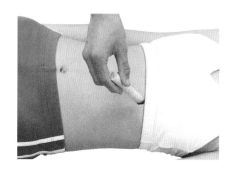
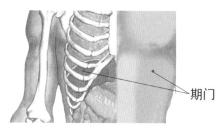

期门

在胸部，当乳头直下，第6肋间隙，前正中线旁开4寸，左右各1个。

心血瘀阻　　功效：温通心血，理气通络。

加灸膈俞，距离皮肤3～5厘米固定灸10～15分钟。

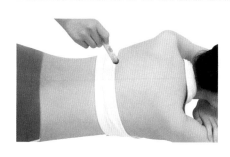
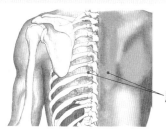

膈俞

在背部，第7胸椎棘突下，旁开1.5寸，左右各1个。

气郁化火　　功效：解郁降火。

1 加灸行间，距离皮肤3～5厘米固定灸10～15分钟。

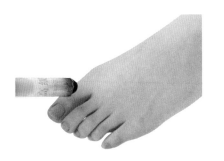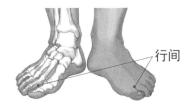

在足背侧，当第1、第2趾间，趾蹼缘
的后方赤白肉际处，左右各1个。

2 加灸太冲，距离皮肤3～5厘米固定灸10～15分钟。

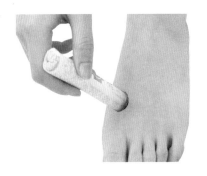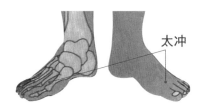

在足背侧，当第1跖骨间隙的后方
凹陷处，左右各1个。

水气凌心　　功效：温阳益气，宁心化饮。

加灸心俞，距离皮肤3～5厘米固定灸10～15分钟。

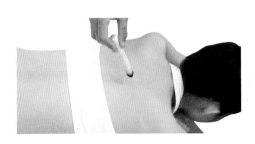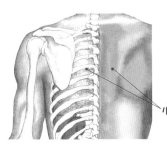

在背部，第5胸椎棘突下，旁开1.5
寸，左右各1个。

情绪低落

——健脾益气，养心安神

▶ 症状表现

情绪低落也叫情绪抑郁，表现为整日情绪低沉，忧心忡忡，愁眉不展，唉声叹气，重者可出现忧郁、沮丧等情感，可伴有自责自罪，甚至出现自杀意念或自杀行为。

▶ 原因

情绪低落多因疲劳、精神刺激等及肝气郁结而引起。常见情绪低落一般是针对特定的问题，随着特定问题的解决，情绪低落自然消除，而焦虑的程度一般也会减轻。

▶ 艾灸功效

艾灸可以健脾益气，养心安神，对缓解抑郁性情绪低落很有效。

艾灸步骤

1 用点燃的艾条对准神门，距离皮肤3～5厘米固定灸10～15分钟。

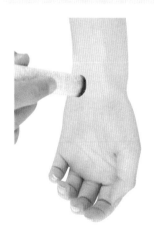

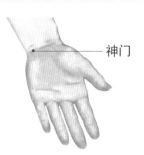

神门

在腕部，腕掌侧横纹尺侧端，尺侧腕屈肌腱的桡侧凹陷处，左右各1个。

2 用点燃的艾条对准大陵，距离皮肤3厘米平行反复回旋灸10～15分钟。

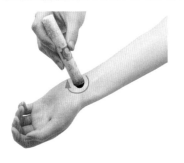

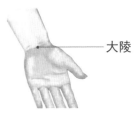

大陵

在腕掌横纹中点处，掌长肌腱与桡侧腕
屈肌腱之间，左右各1个。

3 用点燃的艾条对准内关，距离皮肤3～5厘米固定灸10～15分钟。

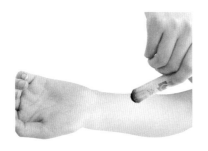

内关

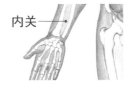

在前臂掌侧，当曲泽与大陵的连线上，
腕横纹上2寸，掌长肌腱与桡侧腕屈肌
腱之间，左右各1个。

4 用点燃的艾条对准期门，距离皮肤3厘米平行反复回旋灸10～15分钟。

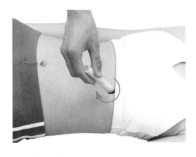

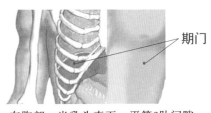

期门

在胸部，当乳头直下，平第6肋间隙，
前正中线旁开4寸，左右各1个。

特效穴位解析

期　门

期门乃肝经募穴，为本经最上一穴，气血物质由穴外进入后循环下行。功能健
脾疏肝、理气活血，故可治疗情志不遂，郁怒伤肝，或饮食不节，劳倦伤脾。

5 用点燃的艾条对准心俞，距离皮肤3～5厘米固定灸10～15分钟。

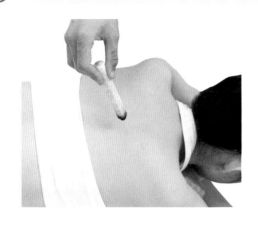

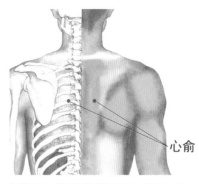

心俞

在背部，第5胸椎棘突下，旁开1.5寸，左右各1个。

6 用点燃的艾条对准太冲，距离皮肤3～5厘米固定灸10～15分钟。

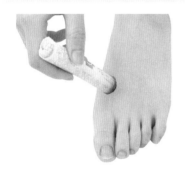

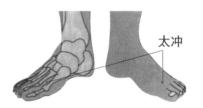

太冲

在足背侧，当第1跖骨间隙的后方凹陷处，左右各1个。

▶ 疗程

每日1次，10次为1个疗程。

▶ 医师提示

1.适当参加体育锻炼，较适宜的运动项目有慢跑、户外散步、跳舞、游泳、练太极拳等。

2.改善营养，多食含丰富B族维生素的食物，如全麦面包、蔬菜、鸡蛋等。多吃水果和奶制品。

3.配合心理调节，走亲访友，找知心的、明白事理的亲友，向他倾吐心里话，可减轻心理压力和痛苦。

肝气郁结：精神抑郁，胸肋作胀，或脘腹痞闷，嗳气频作，善太息，或咽中不适，如有物阻，吞之不下，咳之不出，但饮食吞咽无碍（梅核气）；女子或见月经不调；苔白，脉弦。

气郁化火：急躁易怒，哭笑无常，胸闷肋胀，头痛目赤，口苦，嘈杂反酸，便结尿黄，舌红，苔黄，脉弦数。

心脾两虚：忧思多虑，胸闷心悸，失眠健忘，面色萎黄，头晕目眩，神疲倦怠，易出汗，纳谷不香，舌淡、苔白脉弦细或细数。

阴虚火旺：病程日久，虚烦少寐，烦躁易怒，哭笑无常，头晕心悸，午后颧红，手足心热，口干咽燥，或见盗汗，舌红、苔薄，脉弦细或细数。

随症加减

肝气郁结　功效：疏肝理气解郁。

1 加灸行间，距离皮肤3～5厘米固定灸10～15分钟。

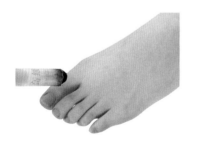
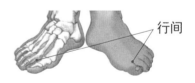

在足背侧，当第1、第2趾间，趾蹼缘后方的赤白肉际处，左右各1个。

2 加灸肝俞，距离皮肤3～5厘米固定灸10～15分钟。

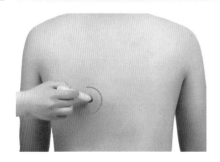
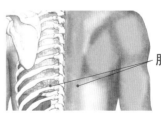

在背部，第9胸椎棘突下，旁开1.5寸，左右各1个。

气郁化火 功效：清肝解郁泻火。

1 加灸行间，距离皮肤3～5厘米固定灸10～15分钟。

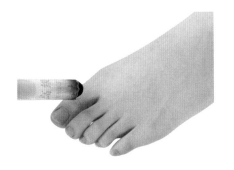

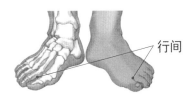

行间

在足背侧，当第1、第2趾间，趾蹼缘
后方的赤白肉际处，左右各1个。

2 加灸内庭，距离皮肤3～5厘米固定灸10～15分钟。

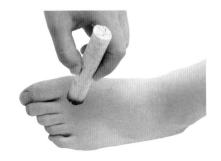

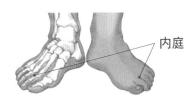

内庭

在足背，当第2、第3趾间，趾蹼缘
后方赤白肉际处，左右各1个。

心脾两虚 功效：健脾益气，养心安神。

1 加灸脾俞，距离皮肤3～5厘米固定灸10～15分钟。

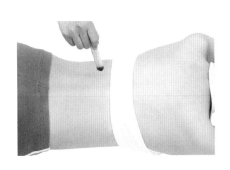

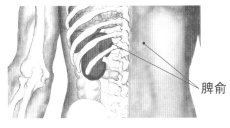

脾俞

在背部，第11胸椎棘突下，旁开1.5寸，
左右各1个。

2 加灸足三里，距离皮肤3～5厘米固定灸10～15分钟。

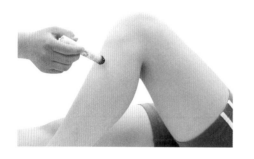

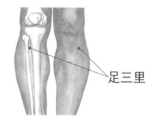

足三里

在小腿前外侧，当犊鼻下3寸，距胫骨前缘一横指，左右各1个。

阴虚火旺　　功效：滋阴降火。

1 加灸肾俞，距离皮肤3～5厘米固定灸10～15分钟。

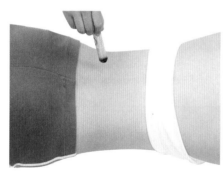

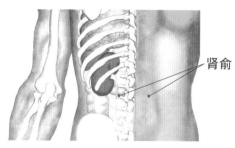

肾俞

在腰部，第2腰椎棘突下，旁开1.5寸，左右各1个。

2 加灸太溪，距离皮肤3～5厘米固定灸10～15分钟。

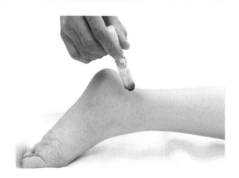

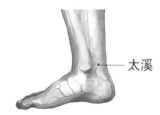

太溪

在足内侧，内踝后方，当内踝尖与跟腱之间的凹陷处，左右各1个。

肥　胖

——祛痰湿，美化身材

▶ 症状表现

身形肥胖在现代社会中很常见，它是指无明显内分泌代谢原因，且排除因水钠潴留或肌肉发达等因素，实际体重超过标准体重20%以上。

▶ 原因

本病发生多由饮食不节及遗传因素引起，与肺、肝、脾、胃、肾等诸多脏腑的功能失调有关，以痰湿肥胖常见。因肺气不宣，腠理闭塞，汗无以出，聚湿生痰；肝气郁结，运化受损，郁而增肥；脾胃功能失常，虚则水湿不化，酿生痰湿。

▶ 艾灸功效

艾灸可以祛痰湿，清胃热，对男性、女性肥胖都有效。

艾灸步骤

1　用点燃的艾条对准水分，距离皮肤3～5厘米固定灸10～15分钟。

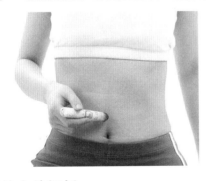
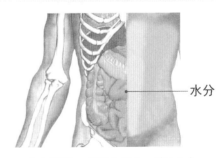

水分

在上腹部，前正中线上，脐上1寸。

特效穴位解析

水　分

水分为任脉要穴，艾灸水分除了调理冲任之外，还可以帮助恢复腹部肌纤维的弹性，有利于收腹祛脂，同时可消除水肿，治疗小便不利、腹痛等。

2 用点燃的艾条对准天枢，距离皮肤3厘米平行反复回旋灸10～15分钟。

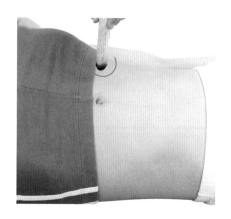

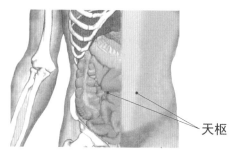

天枢

在腹中部，脐旁开2寸，左右各1个。

3 用点燃的艾条对准曲池，距离皮肤3～5厘米固定灸10～15分钟。

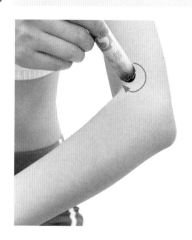

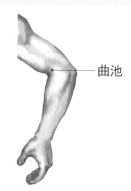

曲池

在肘横纹外侧端，屈肘，当尺泽与肱骨外上髁连线中点，左右各1个。

4 用点燃的艾条对准三阴交，距离皮肤3～5厘米固定灸10～15分钟。

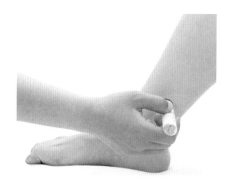

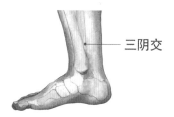

三阴交

在小腿内侧，内踝尖上3寸，胫骨内侧缘后方，左右各1个。

▶ **疗程**

每日1次，10次为1个疗程。

▶ **医师提示**

艾灸减肥应配合积极运动，同时要清淡饮食，多喝水。

辨证分型

痰湿痹阻：肥胖以面、颈部为甚，按之松弛，头身沉重，心悸气短，胸腹满闷，嗜睡懒言，口黏纳呆，大便黏滞不爽，间或溏薄，小便如常或尿少，身肿，舌胖大而淡、边有齿印、苔腻，脉滑或细缓无力。

胃肠腑热：体质肥胖，上下匀称，按之结实，消谷善饥，食欲亢进，口干欲饮，怕热多汗，急躁易怒，腹胀便秘，小便短黄，舌质红、苔黄腻，脉滑有力。

肝郁气滞：胸胁胀满，连及乳房和脘腹，时有微痛，走窜不定，每因情志变化而增减，喜叹息，得嗳气则舒，纳呆食少，苔薄白，脉弦。

脾肾阳虚：尿频，小便多，肢体倦怠，腰腿酸软，面足浮肿，纳差腹胀，大便溏薄，舌淡、苔白，脉沉细无力。

随症加减

痰湿痹阻　　功效：化痰除湿。

1 加灸阴陵泉，距离皮肤3～5厘米固定灸10～15分钟。

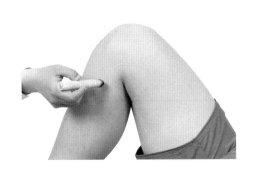

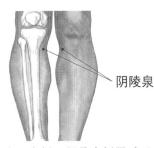

阴陵泉

在小腿内侧，胫骨内侧髁后下方凹陷处，左右各1个。

2 加灸足三里，距离皮肤3～5厘米固定灸10～15分钟。

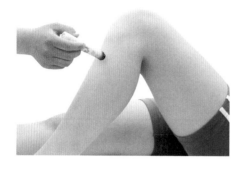

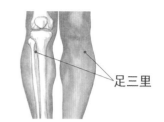

足三里

在小腿前外侧，当犊鼻下3寸，距胫骨前缘一横指，左右各1个。

胃肠腑热 功效：清泻胃肠。

加灸合谷，距离皮肤3～5厘米固定灸10～15分钟。

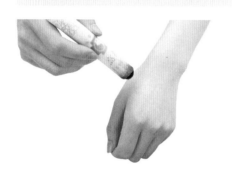

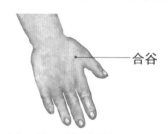

合谷

在手背，第1、第2掌骨间，当第2掌骨桡侧的中点处，左右各1个。

肝郁气滞 功效：疏肝理气。

1 加灸期门，距离皮肤3～5厘米固定灸10～15分钟。

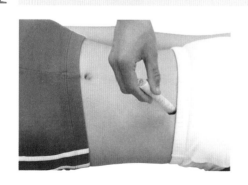

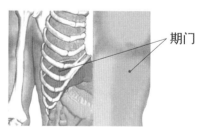

期门

在胸部，当乳头直下，第6肋间隙，前正中线旁开4寸，左右各1个。

2 加灸太冲，距离皮肤3～5厘米固定灸10～15分钟。

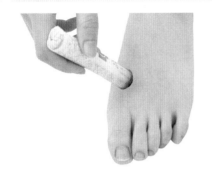

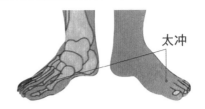

在足背侧，当第1跖骨间隙的后方
凹陷处，左右各1个。

脾肾阳虚　　功效：健脾益肾。

1 加灸脾俞，距离皮肤3～5厘米固定灸10～15分钟。

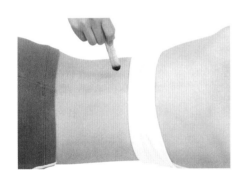

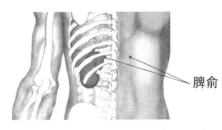

在背部，第11胸椎棘突下，旁开1.5寸，
左右各1个。

2 加灸肾俞，距离皮肤3～5厘米固定灸10～15分钟。

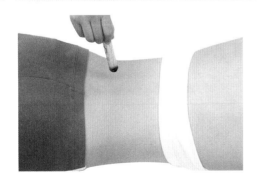

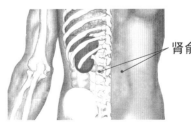

在腰部，第2腰椎棘突下，旁开1.5寸，
左右各1个。

美白祛斑

——滋补肝肾，化瘀消斑

▶ 症状表现

色斑是以发生于面部的对称性褐色色素斑为主要特征，多见于怀孕、人工流产及分娩后的女性。

▶ 原因

一般认为产生色斑与雌激素代谢失调及自主神经功能紊乱有关，另外还与日晒、长期使用化妆品和长期服用某些药物（如避孕药）以及某些慢性病（如月经不调、盆腔炎症、肝病、甲状腺功能亢进症、慢性酒精中毒、结核、肿瘤等）有关。

▶ 艾灸功效

艾灸可以滋补肝肾，化瘀消斑，对于女性排毒养颜效果显著。

艾灸步骤

1 用点燃的艾条对准迎香，距离皮肤3～5厘米雀啄灸10～15分钟。

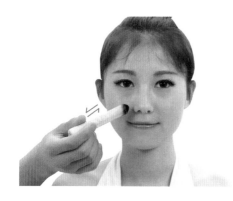

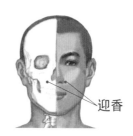

迎香

在面部，鼻翼外缘中点旁，当鼻唇沟中，左右各1个。

2 用点燃的艾条对准颧髎，距离皮肤3～5厘米平行雀啄灸10～15分钟。

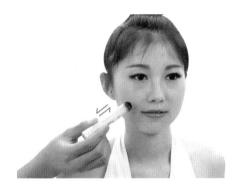
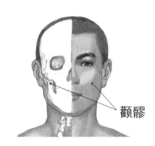

颧髎

在面部，当目外眦直下，颧骨下缘凹陷处，左右各1个。

3 用点燃的艾条对准合谷，距离皮肤3～5厘米固定灸10～15分钟。

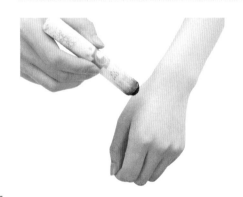
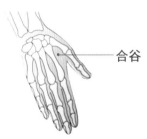

合谷

在手背，第1、第2掌骨间，当第2掌骨桡侧的中点处，左右各1个。

4 用点燃的艾条对血海，距离皮肤3～5厘米平行反复回旋灸10～15分钟。

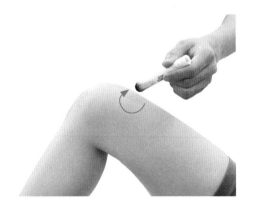
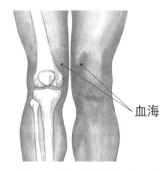

血海

在大腿内侧，髌底内侧端上2寸，当股四头肌内侧头隆起处，左右各1个。

血 海

血海为足太阴脾经的重要穴位之一，可帮助人体排毒，是祛色斑的法宝，可以有效抑制人体黑色素的沉淀，滋养肤色，淡斑美容。

5

用点燃的艾条对准三阴交，距离皮肤3～5厘米固定灸10～15分钟。

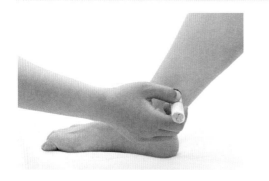

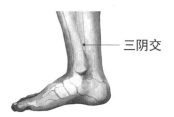

三阴交

在小腿内侧，内踝尖上3寸，胫骨内侧缘后方，左右各1个。

▶ **疗程**

每日1次，10次为1个疗程。

▶ **医师提示**

1.面部的穴位艾灸时应该注意安全，以微热为度，进行雀啄灸时，避免留下瘢痕。

2.平时饮食避免刺激性，尽量清淡饮食。

辨证分型

气滞血瘀：面色晦暗，斑色较深，口唇黯红。伴经前少腹痛、胸胁胀痛、急躁易怒、喜叹息。舌质黯红、有瘀点或瘀斑，脉弦涩。

肝肾阴虚：色斑呈咖啡色，伴手足心热、失眠多梦、腰膝酸软，舌质嫩红少苔，脉细数。

脾虚湿困：面色㿠白，斑色暗淡，体胖，疲倦乏力，舌胖而淡、边有齿印，脉濡细。

随症加减

气滞血瘀　　功效：疏肝理气、活血化瘀。

1 加灸太冲，距离皮肤3～5厘米固定灸10～15分钟。

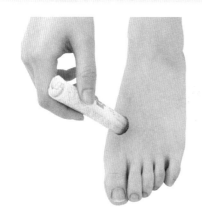
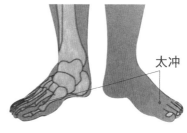

太冲

在足背侧，当第1跖骨间隙的后方
凹陷处，左右各1个。

2 加灸膈俞，距离皮肤3～5厘米固定灸10～15分钟。

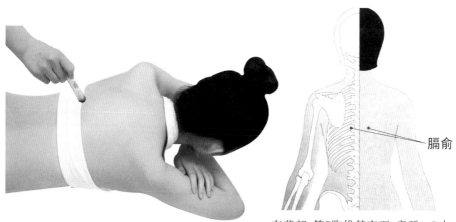

膈俞

在背部，第7胸椎棘突下，旁开1.5寸，
左右各1个。

肝肾阴虚　　功效：养阴清热、补益肝肾。

1　加灸肝俞，距离皮肤3～5厘米固定灸10～15分钟。

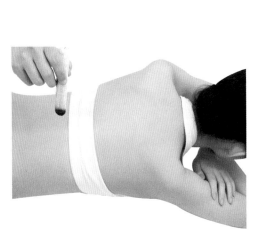
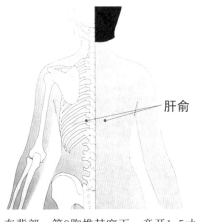

肝俞

在背部，第9胸椎棘突下，旁开1.5寸，左右各1个。

2　加灸肾俞，距离皮肤3～5厘米固定灸10～15分钟。

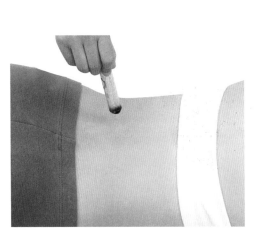
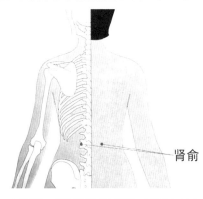

肾俞

在腰部，第2腰椎棘突下，旁开1.5寸，左右各1个。

脾虚湿困　　功效：补脾益气、化湿利水。

1 加灸脾俞，距离皮肤3～5厘米固定灸10～15分钟。

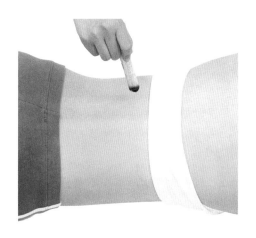

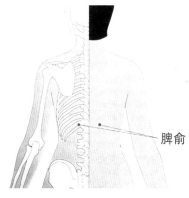

脾俞

在背部，第11胸椎棘突下，旁开1.5寸，左右各1个。

2 加灸阴陵泉，距离皮肤3～5厘米固定灸10～15分钟。

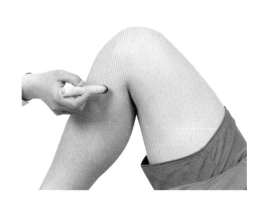

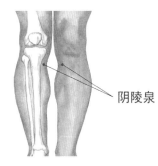

阴陵泉

在小腿内侧，胫骨内侧髁后下方凹陷处，左右各1个。

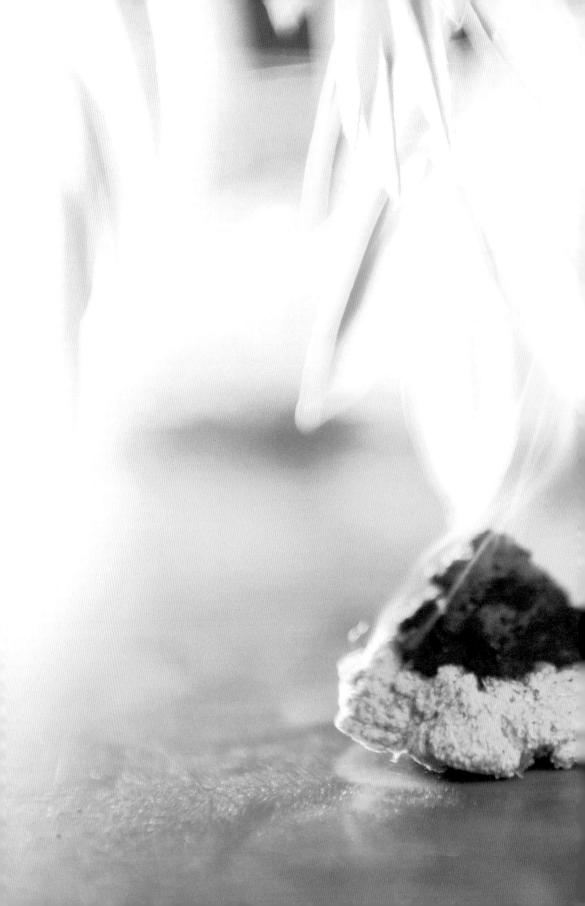

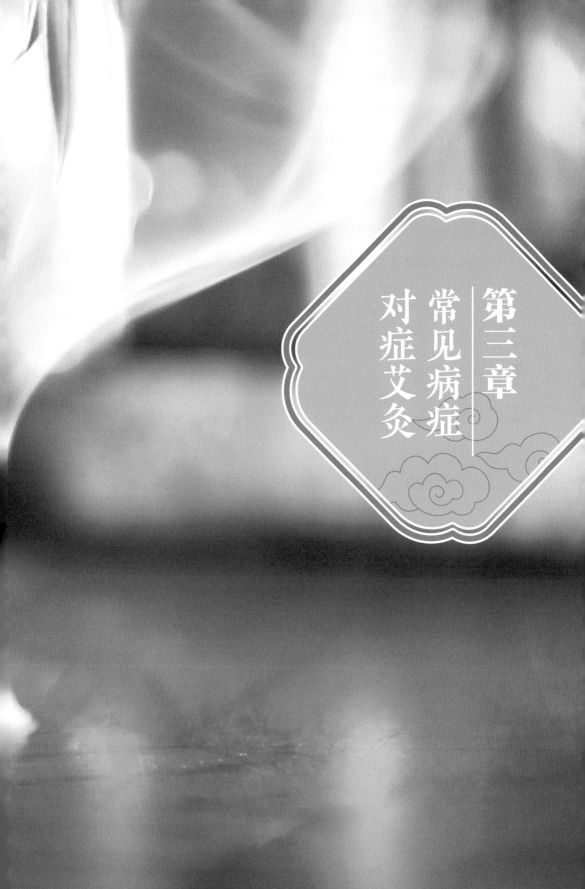

第三章

常见病症

对症艾灸

胃 痛

——强脾胃，缓解疼痛

▶ 症状表现

胃痛伴随症状繁多，如打嗝、胀气、恶心、呕吐、腹泻、胸闷等。如果伴随胸闷烧心、吐酸水、呃逆等症状，可能是食管疾病；如果伴随空腹疼痛、饱胀饿痛、呃逆反酸，甚至吐血等症状，可能是胃溃疡；如果伴随呃逆、黄疸、发热等症状，与胃可能无关，有可能是胆囊的问题。

▶ 原因

导致胃痛的原因有很多，包括工作过度紧张、食无定时、吃饱后马上工作或做运动、饮酒过多、吃辣过度、经常进食难消化的食物等。

▶ 艾灸功效

艾灸可以强脾胃，缓解疼痛，在很大程度上缓解和治疗虚寒型胃痛。

艾灸步骤

1 用点燃的艾条对准中脘，距离皮肤3～5厘米固定灸10～15分钟。

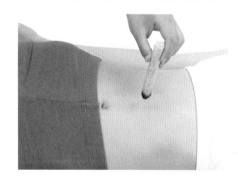
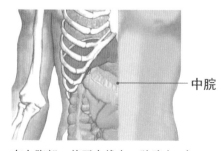

中脘

在上腹部，前正中线上，肚脐上4寸。

2 用点燃的艾条对准足三里，距离皮肤3～5厘米固定灸10～15分钟。

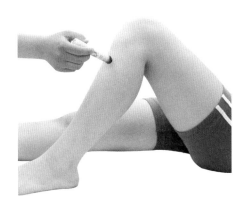

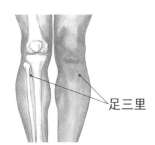

在小腿前外侧，当犊鼻下3寸，距胫骨前缘一横指，左右各1个。

特效穴位解析

足 三 里

足三里为足阳明胃经的主要穴位之一，具有调理脾胃、补中益气、通经活络、疏风化湿、扶正祛邪之功能。现代医学研究证实，艾灸足三里，可使胃肠蠕动有力而规律，并能提高多种消化酶的活力，增进食欲，帮助消化。

3 用点燃的艾条对准内关，距离皮肤3～5厘米固定灸10～15分钟。

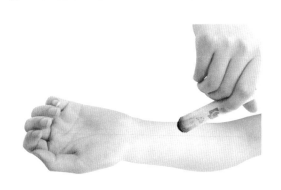

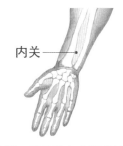

在前臂掌侧，当曲泽与大陵的连线上，腕横纹上2寸，掌长肌腱与桡侧腕屈肌腱之间，左右各1个。

4 用点燃的艾条对准公孙，距离皮肤3～5厘米固定灸10～15分钟。

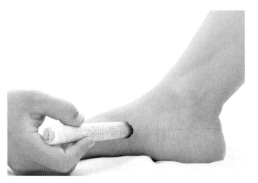

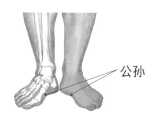

公孙

在足内侧缘，第1跖骨基底部的前下方，赤白肉际处，左右各1个。

▶ 疗程

每日1次，10次为1个疗程。

▶ 医师提示

1.多食清淡，少食肥甘厚味及各种刺激性食物；戒烟忌酒。

2.谨防食物过酸、过甜、过咸、过苦、过辛，不可使五味有所偏嗜。

特别指导：胃痛患者适宜与不宜食物

适宜食物

温热易消化的食物，如粥、面条、瘦肉、鱼肉、蛋类等。

清淡、新鲜的食物，如凉性蔬果以外的新鲜蔬果、五谷类、清淡的素食等，但不宜多食。

比较软烂的食物，如稀粥、炖菜、烂面、蛋羹、米糊等。

不宜食物

不易消化的食物，如炸糕、烙饼、花生米、栗子等油炸、坚硬食品。

刺激性食物，如辣椒、胡椒、咖啡、烈酒、浓茶等。

生冷饮食，如各种冷饮、凉菜、凉饭及黄瓜、番茄、丝瓜等凉性瓜果。

含气的饮料和易产气的食物，如各种碳酸饮料、啤酒、红薯、豆浆、纯牛奶等。

感冒

——升阳气，驱除风邪

▶ 症状表现

感冒除有鼻塞、喷嚏、咳嗽、头痛等一般症状外，还有畏寒、低热、无汗、肌肉疼痛、流清涕、吐稀薄白色痰、咽喉红肿疼痛、口不渴或渴喜热饮、苔薄白等特点。

▶ 原因

感冒是一种自愈性疾病，总体上分为普通感冒和流行性感冒。普通感冒，中医称"伤风"，是由多种病毒引起的一种呼吸道常见病。流行性感冒，是由流感病毒引起的急性呼吸道传染病。

▶ 艾灸功效

艾灸可以升阳气，驱除风邪，在一定程度上缓解和治疗由风寒侵袭引起的感冒。

艾灸步骤

1 用点燃的艾条对准列缺，距离皮肤3～5厘米固定灸10～15分钟。

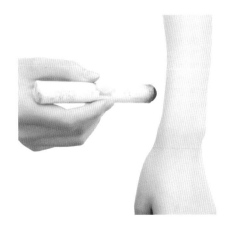

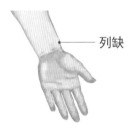

列缺

在前臂桡侧缘，桡骨茎突上方，腕横纹上1.5寸处，左右各1个。

2 用点燃的艾条对准合谷，距离皮肤3～5厘米固定灸10～15分钟。

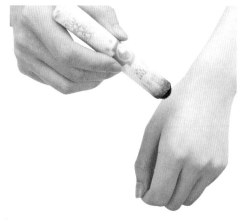

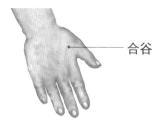

合谷

在手背，第1、第2掌骨间，当第2掌骨桡侧的中点处，左右各1个。

3 用点燃的艾条对准大椎，距离皮肤3～5厘米固定灸10～15分钟。

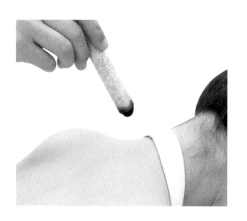

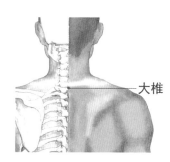

大椎

在第7颈椎棘突下凹陷中。

4 用点燃的艾条对准太阳，距离皮肤3～5厘米平行反复回旋灸10～15分钟。

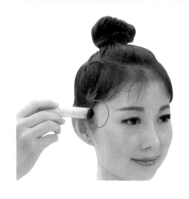

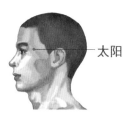

太阳

在颞部，当眉梢与目外眦之间，向后约一横指的凹陷处，左右各1个。

5 用点燃的艾条对准风池，距离皮肤3～5厘米固定灸10～15分钟。

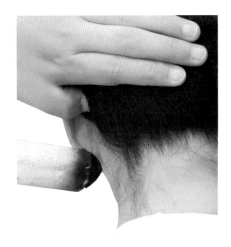

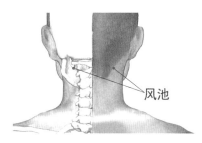

在项部，当枕骨之下，与风府相平，胸锁乳突肌与斜方肌上端之间的凹陷处，左右各1个。

特效穴位解析

风　池

风，指穴内物质为天部的风气；池，盛水液之器也，指穴内物质富含水湿。风池意指有经气血在此化为阳热风气。本穴物质为脑空传来的水湿之气，至本穴后，因受外部之热，水湿之气涨散并化为阳热风气输散于头颈各部，故可治感冒头痛等症。

▶ **疗程**

每日1次，10次为1个疗程。

▶ **医师提示**

1.避免去公共场所，尽量不接触感冒患者。

2.加强体育锻炼，提高机体耐寒能力，以适应外界环境的变化。

3.平时注意保暖，控制室内空气湿度，加强通风，可以预防感冒。

咳 嗽

——温肺脏，健肺止咳

▶ 症状表现

咳嗽声音或嘶哑，或鸡鸣样，或金属音，或咳嗽声音低微无力，包括有痰或无痰等多样症状。

▶ 原因

咳嗽是人体清除呼吸道内的分泌物或异物的保护性呼吸反射动作。中医认为，咳嗽是因外感六淫，脏腑内伤，影响于肺所致有声有痰之症。"咳谓无痰而有声，肺气伤而不清也；嗽是无声而有痰，脾湿动而为痰也。咳嗽谓有痰而有声，盖因伤于肺气动于脾湿，咳而为嗽也。"

▶ 艾灸功效

艾灸可以温肺脏，健肺止咳，在一定程度上缓解和治疗因受寒及脾虚湿盛而引起的咳嗽。

～～～～～ 艾灸步骤 ～～～～～

1 用点燃的艾条对准肺俞，距离皮肤3～5厘米固定灸10～15分钟。

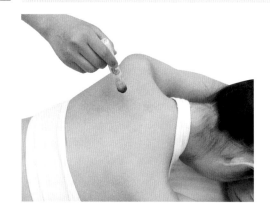

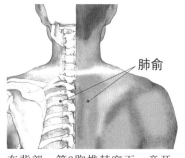

肺俞

在背部，第3胸椎棘突下，旁开1.5寸，左右各1个。

特效穴位解析

肺 俞

为足太阳经背部的俞穴，治疗肺脏疾病的重要腧穴，有解表宣肺、肃降肺气的作用。临床上用于治疗咳嗽、哮喘、咯血、肺结核及过敏性鼻炎等病症。

2 用点燃的艾条对准列缺，距离皮肤3～5厘米固定灸10～15分钟。

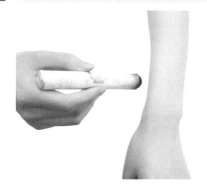

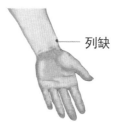

列缺

在前臂桡侧缘，桡骨茎突上方，腕横纹上1.5寸处，左右各1个。

3 用点燃的艾条对准合谷，距离皮肤3～5厘米固定灸10～15分钟。

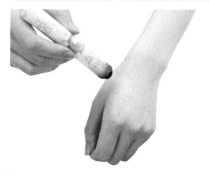

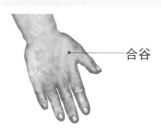

合谷

在手背，第1、第2掌骨间，当第2掌骨桡侧的中点处，左右各1个。

▶ **疗程**

每日1次，10次为1个疗程。

▶ **医师提示**

1.保持居室内空气新鲜。

2.注意饮食。辣椒、胡椒、生姜等辛辣之品，要注意避免食用；而青菜、胡萝卜、番茄等新鲜蔬菜，宜多食。

哮喘

——止咳喘，调节脏腑

▶ 症状表现

哮喘患者的常见症状是发作性的喘息、气急、胸闷或咳嗽等，少数患者还可能以胸痛为主要表现。症状通常是发作性的，多数患者可自行缓解或经治疗缓解。

▶ 原因

哮喘发病的危险因素包括遗传因素和环境因素两个方面。大多数哮喘患者属于过敏体质，本身可能伴有过敏性鼻炎和特应性皮炎，或者对常见的经空气传播的变应原（螨虫、花粉、宠物毛发、真菌等）、某些食物（坚果、牛奶、花生、海鲜类等）、药物过敏等。

▶ 艾灸功效

艾灸可以止咳喘，调节脏腑，在很大程度上缓解和治疗遇冷空气诱发或加重的哮喘。

艾灸步骤

1 用点燃的艾条对准肺俞，距离皮肤3～5厘米固定灸10～15分钟。

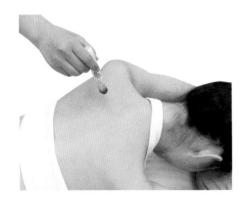

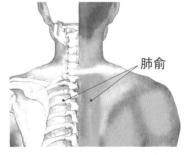

肺俞

在背部，第3胸椎棘突下，旁开1.5寸，左右各1个。

2 用点燃的艾条对准太渊，距离皮肤3～5厘米固定灸10～15分钟。

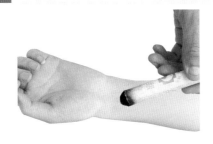
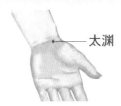

太渊

在腕掌侧横纹桡侧端，桡动脉搏动处，左右各1个。

3 用点燃的艾条对准定喘，距离皮肤3～5厘米固定灸10～15分钟。

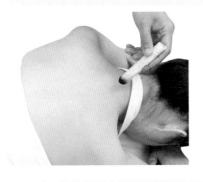
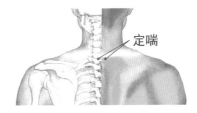

定喘

在背部，第7颈椎棘突下，旁开0.5寸处，左右各1个。

4 用点燃的艾条对准膻中，距离皮肤3厘米固定灸10～15分钟。

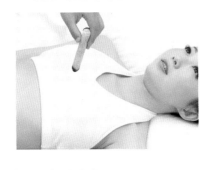
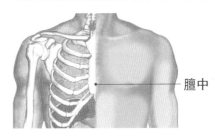

膻中

在胸部，前正中线上，两乳头连线的中点处。

▶ 疗程

每日1次，10次为1个疗程。

▶ 医师提示

1.注意勿直吹空调，避免骤冷骤热。

2.避免刺激性气味、剧烈运动和情绪过于激动。

3.避免辛辣刺激性的食物。

慢性鼻炎

——补中气，强健鼻部

▶ **症状表现**

患者有鼻塞、流涕、嗅觉减退等症状。

▶ **原因**

全身因素：如贫血，结核，糖尿病，风湿病，急性传染病后及慢性心、肝、肾疾病等，均可引起鼻黏膜长期淤血或反射性充血。营养不良、内分泌失调、烟酒嗜好或长期过度疲劳，导致机体免疫功能障碍，也可诱发慢性鼻炎。

局部因素：如急性鼻炎反复发作或治疗不彻底，而演变成慢性鼻炎。

职业和环境因素：如长期吸入各种粉尘、化学物质及刺激性气体均可引起慢性鼻炎。另外，环境中温度和湿度的急剧变化也可导致本病。

▶ **艾灸功效**

艾灸可以补中气，强健鼻部，在一定程度上缓解和治疗遇冷引发或加重的鼻炎。

艾灸步骤

1 用点燃的艾条对准迎香，距离皮肤3～5厘米固定灸10～15分钟。

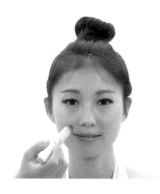

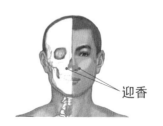

在面部，鼻翼外缘中点旁，当鼻唇沟中，左右各1个。

迎香

特效穴位解析

迎 香

迎，迎受也；香，脾胃五谷之气也。该穴意指本穴接受胃经供给的气血。常可用于治疗慢性鼻炎等疾病。

2 用点燃的艾条对准印堂，距离皮肤3～5厘米固定灸10～15分钟。

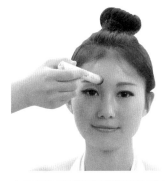

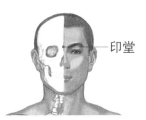

印堂

在前额部，当两眉头间连线与前正中线之交点处。

3 用点燃的艾条对准太阳，距离皮肤3～5厘米平行反复回旋灸10～15分钟。

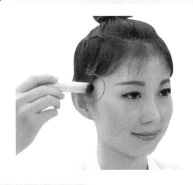

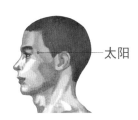

太阳

在颞部，当眉梢与目外眦之间，向后约一横指的凹陷处，左右各1个。

▶ **疗程**

每日1次，10次为1个疗程。

▶ **医师提示**

1.平时应注意锻炼身体，参加适当的体育活动。

2.每日早晨可用冷水洗脸，以增强鼻腔黏膜的抗病能力。

3.注意改善工作环境。

4.注意气候变化，及时增减衣服。

风湿性关节炎

——抗风寒，调理气血

▶ **症状表现**

风湿性关节炎典型表现，一是关节红、肿、热、痛明显，不能活动；二是疼痛游走不定，一段时间是这个关节发作，一段时间是那个关节不适。

▶ **原因**

风湿性关节炎的病因尚未完全明了。根据症状、流行病学及免疫学的统计分析，认为与人体溶血性链球菌感染密切相关，目前注意到病毒感染与本病也有一定关系。

▶ **艾灸功效**

艾灸可以抗风寒，调理气血，在一定程度上缓解和治疗遇冷引发疼痛或加重疼痛的一类风湿性关节炎。

艾灸步骤

1 用点燃的艾条对准内膝眼、犊鼻，距离皮肤3～5厘米固定灸10～15分钟。

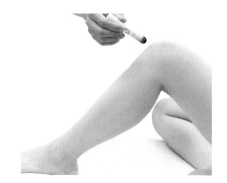

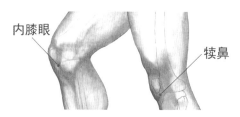

屈膝，在髌韧带两侧凹陷处，在内侧的称内膝眼，左右各1个；在外侧的称犊鼻，左右各1个。

2 　用点燃的艾条对准梁丘，距离皮肤3～5厘米固定灸10～15分钟。

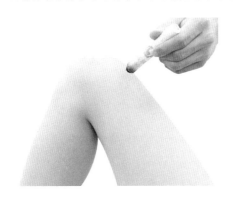

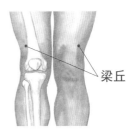

梁丘

在大腿前面，当髂前上棘与髌底外侧的连线上，髌底上2寸，左右各1个。

3 　用点燃的艾条对准阳陵泉，距离皮肤3～5厘米固定灸10～15分钟。

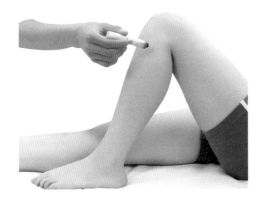

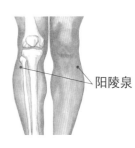

阳陵泉

在小腿外侧，当腓骨头前下方凹陷处，左右各1个。

特效穴位解析

<h2 style="text-align:center">阳　陵　泉</h2>

　　胆属阳经，膝外侧属阳，腓骨小头部似陵，陵前下方凹陷处经气像流水入合深似泉，故名阳陵泉，又名筋会、阳陵、阳之陵泉；是足少阳之脉所入为合的合穴，为筋之会穴，故可治疗关节疼痛等病症。

4　用点燃的艾条对准血海，距离皮肤3～5厘米固定灸10～15分钟。

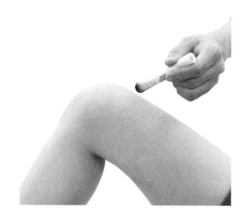

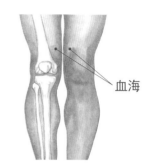

血海

在大腿内侧，髌底内侧端上2寸，当股四头肌内侧头隆起处，左右各1个。

▶ 疗程

每日1次，10次为1个疗程。

▶ 医师提示

1.饮食宜清淡，注重膳食均衡、搭配合理，勿食高脂肪类、海产类、刺激性强的食物。

2.切忌在水泥地板及风口处睡卧。

3.要注意劳逸适度，尽量不要熬夜。

便 秘

——理肠胃，生津润燥

▶ 症状表现

便秘通常以排便频率减少为主，一般每2～3天或更长时间排便1次（或每周<3次）即为便秘。常伴有以下症状：便意少，排便次数少；大便干结、干硬，排便费力；大便黏腻，便不净；腹痛或腹部不适。部分患者还伴有失眠、烦躁、多梦、抑郁、焦虑等精神及心理障碍。

▶ 原因

便秘从病因上可分为器质性和功能性两类。器质性病因主要包括：肠管器质性病变，直肠、肛门病变，内分泌或代谢性疾病，系统性疾病，神经系统疾病，肠管平滑肌或神经源性病变等。如果便秘无明确病因，称为功能性便秘。

▶ 艾灸功效

艾灸可以理肠胃，生津润燥，在很大程度上缓解和治疗由肾阳虚引起的功能性便秘。

艾灸步骤

1 用点燃的艾条对准天枢，距离皮肤3～5厘米固定灸10～15分钟。

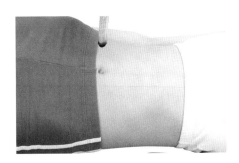

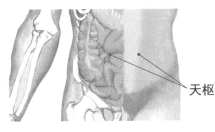

天枢

在腹中部，脐旁开2寸，左右各1个。

2 用点燃的艾条对准上巨虚，距离皮肤3～5厘米固定灸10～15分钟。

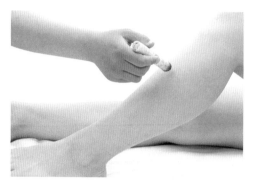

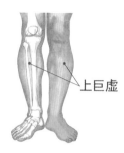

上巨虚

在小腿前外侧，当犊鼻下6寸，距胫骨前缘一横指，左右各1个。

3 用点燃的艾条对准支沟，距离皮肤3～5厘米固定灸10～15分钟。

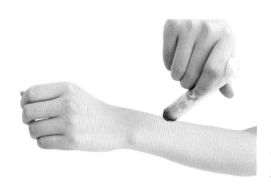

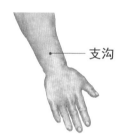

支沟

在前臂背侧，当阳池与肘尖的连线上，腕背横纹上3寸，左右各1个。

4 用点燃的艾条对准照海，距离皮肤3～5厘米固定灸10～15分钟。

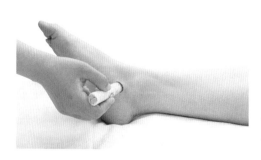

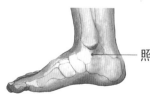

照海

在足内侧，内踝尖正下方凹陷处，左右各1个。

▶ 疗程

每日1次，10次为1个疗程。

▶ 医师提示

1.饮食中必须有适量的纤维素，如五谷类、全麦面包等，这些纤维质食物可使坚硬的粪便软化，易于排出。

2.晨起空腹饮1杯淡盐水或蜂蜜水，配合腹部按摩或转动腰部，让水在肠胃振动，具有通便作用。

3.全天应多饮温开水，以助润肠通便。

头 痛

——调气血，疏经通络

▶ **症状表现**

头痛程度有轻有重，疼痛时间有长有短。疼痛形式多种多样，常见胀痛、闷痛、撕裂样痛、电击样疼痛、针刺样痛，部分伴有血管搏动感及头部紧箍感，以及恶心、呕吐、头晕等症状。

▶ **原因**

引起头痛的病因众多，大致可分为原发性和继发性两类。前者不能归因于某一确切病因，也可称为特发性头痛，常见的如偏头痛、紧张性头痛；后者可涉及各种颅内病变如脑血管疾病及颅内感染、颅脑外伤，全身性疾病如发热、内环境紊乱以及滥用精神类药物等。

▶ **艾灸功效**

艾灸可以调气血，疏经通络，在很大程度上缓解和治疗由风寒侵袭或脑供血不足引起的头痛。

～～～ 艾灸步骤 ～～～

1 用点燃的艾条对准神庭，距离皮肤3～5厘米平行反复回旋灸10～15分钟。

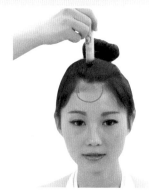
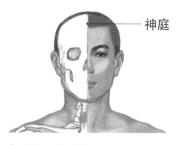

神庭

在头部，当前发际正中直上0.5寸。

2 用点燃的艾条对准头维，距离皮肤3～5厘米平行反复回旋灸10～15分钟。

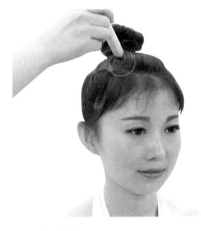

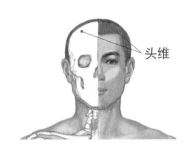

头维

在头侧部，当额角发际上0.5寸，头正中线旁4.5寸，左右各1个。

特效穴位解析

头　维

头，穴所在部位，亦指穴内物质所调节的人体部位为头；维，维持、维系之意。该穴意指本穴的气血物质有维持头部正常秩序的作用，对头部各项功能的正常运转起着重要作用，故名。主治头痛、目眩、流泪、眼睑动等症。艾灸此穴，对缓解头痛很有效。

3 用点燃的艾条对准太阳，距离皮肤3～5厘米平行反复回旋灸10～15分钟。

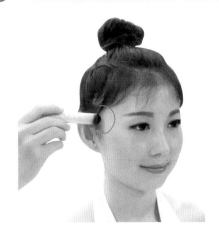

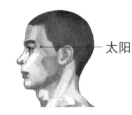

太阳

在颞部，当眉梢与目外眦之间，向后约一横指的凹陷处，左右各1个。

4 用点燃的艾条对准风池，距离皮肤3～5厘米反复回旋灸10～15分钟。

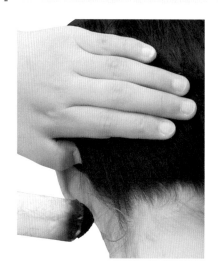

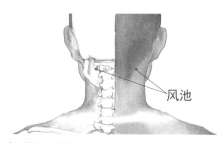

风池

在项部，当枕骨之下，与风府相平，胸锁乳突肌与斜方肌上端之间的凹陷处，左右各1个。

▶ 疗程

每日1次，10次为1个疗程。

▶ 医师提示

1.饮食应清淡，忌食辛辣刺激、生冷的食物。

2.头痛发作期应禁食火腿、干奶酪等保存过久的食物。

3.头痛患者尽量避免过度劳累和忧虑、焦虑等情绪，保证良好的睡眠。

4.谨防由眼、耳、鼻及鼻窦、牙齿、颈部等部位病变引起的头痛。

失眠

——平阴阳，调节脏腑

▶ **症状表现**

失眠是指无法入睡或无法保持睡眠状态，导致睡眠不足。常见有入睡困难，睡眠浅，有时伴有多梦、梦魇，或者易早醒、醒后无法再入睡等现象。

▶ **原因**

中医认为，失眠是由于情志失调、饮食内伤，或病后及年迈，禀赋不足，心虚胆怯等病因，引起心神失养或心神不安，从而导致以经常不能获得正常睡眠为特征的一类病症。

▶ **艾灸功效**

艾灸可以平阴阳，调节脏腑，在很大程度上缓解和治疗由肾阳虚或脑供血不足引起的失眠。

艾灸步骤

1 用点燃的艾条对准神门，距离皮肤3～5厘米固定灸10～15分钟。

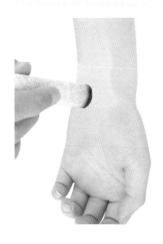

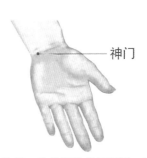

神门

在腕部，腕掌侧横纹尺侧端，尺侧腕屈肌腱的桡侧凹陷处，左右各1个。

2 用点燃的艾条对准三阴交，距离皮肤3～5厘米固定灸10～15分钟。

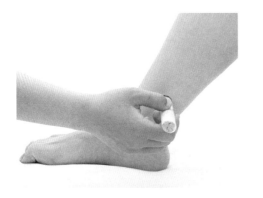

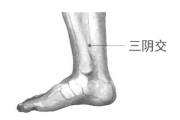

三阴交

在小腿内侧，内踝尖上3寸，胫骨内侧缘后方，左右各1个。

3 用点燃的艾条对准安眠，距离皮肤3～5厘米平行反复回旋灸10～15分钟。

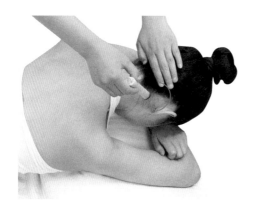

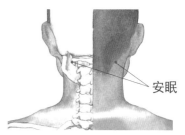

安眠

在项部，翳风与风池连接的中点，左右各1个。

特效穴位解析

安　眠

安眠在经络中的类别属于经外奇穴，具有安眠镇静、减轻烦躁的作用，是治疗失眠的特效穴。除此之外，还具有防治头痛、眩晕、高血压、耳聋、耳鸣、抑郁、更年期综合征、精神疾病等病症的功效。艾灸此穴，对缓解失眠很有效。

4 用点燃的艾条对准四神聪，距离皮肤3~5厘米平行反复回旋灸10~15分钟。

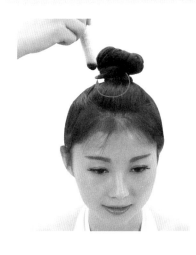

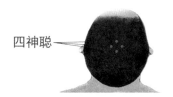

四神聪

经外穴。在头顶部，当百会前后左右各1寸，共4穴。

▶ **疗程**

每日1次，10次为1个疗程。

▶ **医师提示**

1.每天作息有规律，不要熬夜。

2.睡前适当活动会使身体比较疲惫，容易入睡。

3.注意合理膳食、均衡营养，保持心情愉悦。

特别指导： 失眠患者适宜与不宜食物

适宜食物

富含色氨酸的食物，如葵花子、南瓜子、腰果、开心果、小米、芡实、荞麦仁等。

富含碳水化合物的食物，如米饭、馒头、小米粥、全麦面包、面条等。

不宜食物

能使人兴奋的食物，如咖啡、茶、巧克力、白酒、可乐等。

产气的食物，如萝卜、洋葱、蒜等。

辛辣、刺激、油腻的食物，如辣椒、肥肉、生姜、油炸食品等。

儿童腹泻

——调理脾胃，涩肠止泻

▶ 症状表现

儿童排便次数明显超过平日习惯的频率，粪质稀薄，水分增加，或含未消化食物或脓血、黏液。腹泻常伴有排便急迫感、肛门不适、失禁等症状。腹泻分急性和慢性两类。急性腹泻发病急剧，病程在2~3周之内。慢性腹泻指病程在2个月以上或间歇期在2~4周内的复发性腹泻。

▶ 原因

儿童腹泻病位在肠，但关键病变脏腑在脾胃，脾虚湿盛是关键。此外，常因外邪、饮食、情志等因素诱发，易反复发作。

▶ 艾灸功效

艾灸可以调理脾胃，涩肠止泻，对幼儿的保健和防治疾病效果是显著的，而且易被幼儿接受，更不必担心药物毒副作用，这是艾灸保健突出的优点。

艾灸步骤

1 用点燃的艾条对准中脘，距离皮肤3~5厘米固定灸10~15分钟。

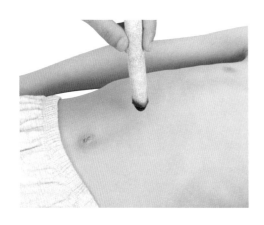

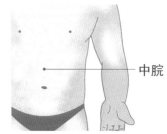

中脘

在上腹部，前正中线上，肚脐上4寸。

2

用点燃的艾条对准神阙，距离皮肤3～5厘米固定灸10～15分钟。

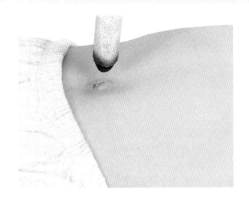

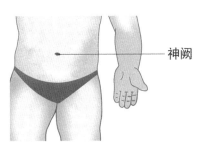

神阙

在腹中部，即肚脐中。

特效穴位解析

神 阙

肚脐是初生婴儿脐带脱落以后遗留下来的一个瘢痕，位于人体的"黄金分割点"上，是调整人体功能的最佳作用点。神阙为任脉、冲脉循行之地、元气归藏之根，为连接人体先天与后天之养生要穴。当人体因气血阴阳失调发生疾病的时候，可以艾灸此穴，调节阴阳平衡，和畅身体内的气血，最终收到祛邪治病的效果。艾灸神阙对腹痛肠鸣、水肿、泄痢脱肛等有独特的疗效，还能显著提高人体的免疫力，达到扶正祛病的作用。

3

用点燃的艾条对准天枢，距离皮肤3厘米平行反复回旋灸10～15分钟。

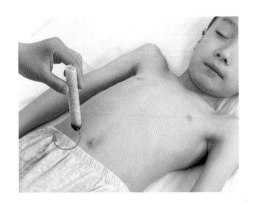

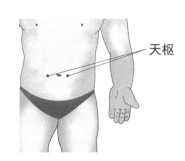

天枢

在腹中部，肚脐旁开2寸，左右各1个。

4 用点燃的艾条对准脾俞，距离皮肤3厘米平行反复回旋灸10～15分钟。

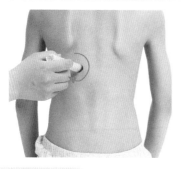

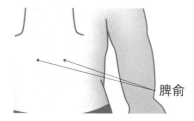

脾俞

在背部，第11胸椎棘突下，旁开1.5寸，左右各1个。

▶ **疗程**

每日1次，10次为1个疗程。

▶ **医师提示**

1.为了增加艾灸的效果，每一次艾灸前可先用手心摩腹7～10分钟。

2.脐部如果有损伤、炎症，刚吃过饭或空腹时不能进行。

3.艾灸不可离脐部太近，觉得有热热的感觉就可以了。

4.艾灸过后，脐部不能沾水。

特别指导： 儿童腹泻适宜与不宜食物

适宜食物

流质食物，如米粥、炒面、焦米汤、蛋羹、母乳及配方奶粉等。

半流质及少渣食物，如面包、饼干、豆花、果泥、菜泥等。

不宜食物

含气及刺激性饮料，如碳酸饮料、冷饮等。

油腻的食物，如动物油、蛋黄、蟹黄等。

辨证分型

寒湿泻：泄泻清稀、多夹泡沫、臭气不甚，肠鸣腹痛，或伴发热、鼻塞、流清涕、轻咳，口不渴，舌苔白润，脉浮。

伤食泻：腹胀腹痛、泻前哭闹、泻后痛减，泻下酸臭、状如败卵，矢气，口臭纳呆，呕吐，夜卧不安，舌苔厚腻或微黄，脉滑。

湿热泻：大便如水样、内夹不消化食物、色绿或黄，或有少许黏液，腹部时感疼痛，肛门灼热发红，或伴恶心呕吐、口渴，尿少黄，舌红苔黄腻，指纹紫。

脾虚泻：患儿时泻时止或久泻不愈，常于食后作泻，色淡不臭，水谷不化，带有白色奶块或食物残渣，面色苍白或萎黄，睡时露睛，神倦，舌淡苔薄白，脉沉无力。

脾肾阳虚泻：久泻不止，食入即泻，粪质清稀，完谷不化，形寒肢冷，面色苍白，精神萎靡，寐后露睛，舌淡苔薄白，脉微细。

随症加减

寒湿泻　　　功效：温中散寒，化湿止泻。

1 加灸外劳宫，距离皮肤3～5厘米固定灸10～15分钟。

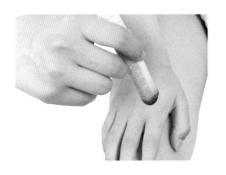
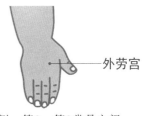

外劳宫

在手背侧，第2、第3掌骨之间，掌指关节后0.5寸，左右各1个。

2 加灸足三里，距离皮肤3～5厘米固定灸10～15分钟。

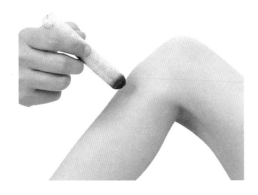
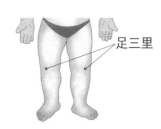

足三里

在小腿前外侧，当犊鼻下3寸，距胫骨前缘一横指，左右各1个。

伤食泻　　　功效：消食导滞。

加灸建里，距离皮肤3~5厘米固定灸10~15分钟。

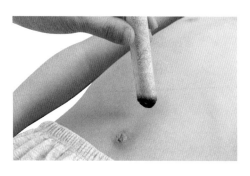

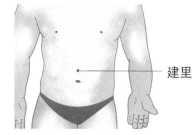

建里

在上腹部，前正中线上，肚脐上3寸。

湿热泻　　　功效：清利湿热。

1 加灸合谷，距离皮肤3~5厘米固定灸10~15分钟。

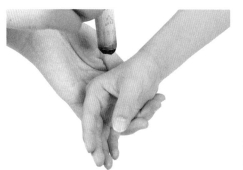

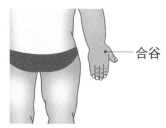

合谷

在手背，第1、第2掌骨间，当第2掌骨桡侧的中点处，左右各1个。

2 加灸下巨虚，距离皮肤3~5厘米固定灸10~15分钟。

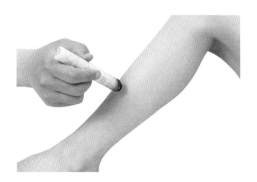

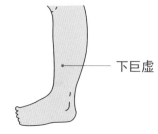

下巨虚

在小腿前外侧，当犊鼻下9寸，距胫骨前缘一横指，左右各1个。

脾虚泻　　功效：健脾益气，温阳止泻。

加灸胃俞，距离皮肤3～5厘米固定灸10～15分钟。

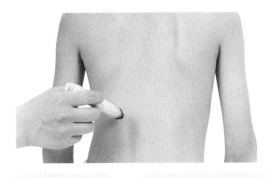

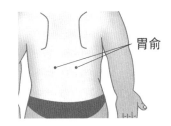

在背部，第12胸椎棘突下，旁开1.5寸，左右各1个。

脾肾阳虚泻　　功效：温肾固本。

1 加灸肾俞，距离皮肤3～5厘米固定灸10～15分钟。

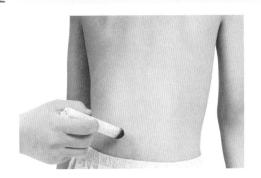

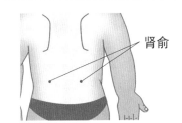

在腰部，第2腰椎棘突下，旁开1.5寸，左右各1个。

2 加灸关元，距离皮肤3～5厘米固定灸10～15分钟。

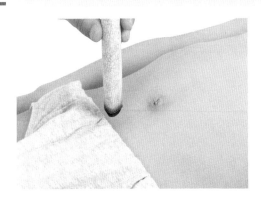

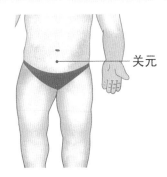

在下腹部，前正中线上，肚脐下3寸。

儿童遗尿

——培元补肾，固涩下元

▶ 症状表现

遗尿又称"尿床""夜尿症"，是指3岁以上的小儿睡眠中小便自遗、醒后方知的一种病症。3岁以下的小儿由于脑髓未充、智力未健，正常的排尿习惯尚未养成，尿床不属病态。稍大些的孩子因贪玩少睡、过度疲劳、睡前多饮等偶然尿床者不作病论。

▶ 原因

西医学认为本病为大脑皮质、皮质下中枢功能失调而引起。中医学认为本病多因肾气不足、下元亏虚，或脾肺两虚、下焦湿热等导致膀胱约束无权而发生。

▶ 艾灸功效

艾灸可以培元补肾，固涩下元，从而改善孩子的尿床现象，同时还能增强体质，平复情绪。

艾灸步骤

1 用点燃的艾条对准中极，距离皮肤3～5厘米固定灸10～15分钟。

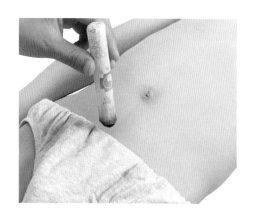

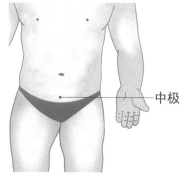

中极

在下腹部，前正中线上，脐下4寸。

2 用点燃的艾条对准关元，距离皮肤3～5厘米平行反复回旋灸10～15分钟。

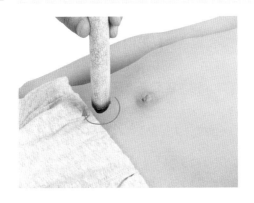
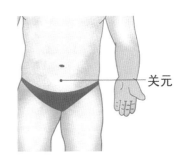

关元

在下腹部，前正中线上，脐下3寸。

3 用点燃的艾条对准膀胱俞，距离皮肤3～5厘米固定灸10～15分钟。

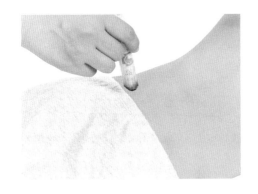
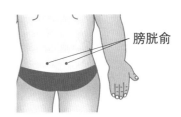

膀胱俞

平第2骶后孔，当髂后上棘内缘下与骶骨间的凹陷中，俯卧取穴，左右各1个。

4 用点燃的艾条对准三阴交，距离皮肤3～5厘米平行反复回旋灸10～15分钟。

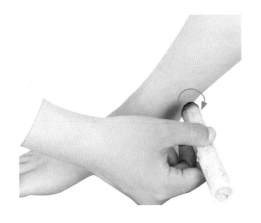
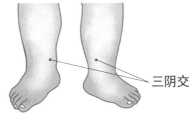

三阴交

在小腿内侧，内踝尖上3寸，胫骨内侧缘后方，左右各1个。

三 阴 交

"三阴"是指足三阴经，"交"是交会的意思。三阴交从名字上解析是指足部的三条阴经中气血物质在此穴上交会，其中有脾经的湿热之气，有肝经的水湿风气，有肾经的寒冷之气，因此，此穴疏调脾、肝、肾而止遗尿。

▶ **疗程**

每日1次，10次为1个疗程。

▶ **医师提示**

1.在整个疗程中，除了让孩子多喝水锻炼膀胱括约肌外，父母还要帮助孩子树立信心，逐渐纠正患儿害羞、焦虑、恐惧心理及畏缩情绪，照顾到孩子的自尊心，多劝慰鼓励，少斥责、惩罚，减轻他们的心理负担，这是治疗成功的关键。

2.湿热遗尿要慎用此法，选用其他清利湿热、固涩下焦的治法。

辨证分型

肾气不足：面色淡白，精神不振，反应迟钝，白天小便亦多，甚或形寒肢冷，腰腿乏力，舌淡，脉沉细无力。

肺脾气虚：疲劳后尿床，面色无华，神疲乏力，少气懒言，大便溏薄，舌淡，脉细无力。

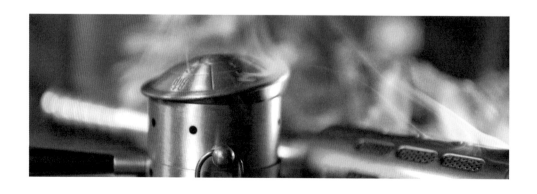

随症加减

肾气不足　　功效：补肾培元。

1　加灸气海，距离皮肤3～5厘米平行反复回旋灸10～15分钟。

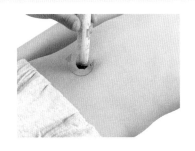

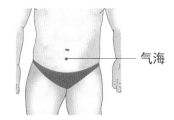

气海

在下腹部，前正中线上，脐下1.5寸。

2　加灸肾俞，距离皮肤3～5厘米固定灸10～15分钟。

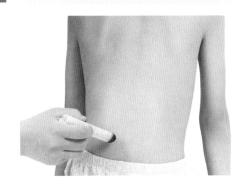

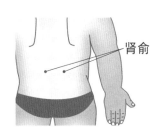

肾俞

在腰部，第2腰椎棘突下，旁开1.5寸，左右各1个。

肺脾气虚　　功效：补肺脾之气，以增收涩固脱之力。

1　加灸肺俞，距离皮肤3～5厘米平行反复回旋灸10～15分钟。

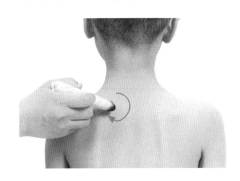

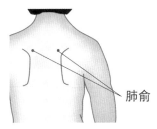

肺俞

在背部，第3胸椎棘突下，旁开1.5寸，左右各1个。

2

加灸脾俞，距离皮肤3厘米平行反复回旋灸10～15分钟。

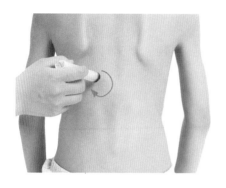

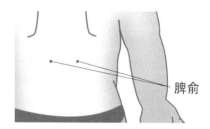

脾俞

在背部，第11胸椎棘突下，旁开1.5寸，左右各1个。

3

加灸足三里，距离皮肤3厘米平行反复回旋灸10～15分钟。

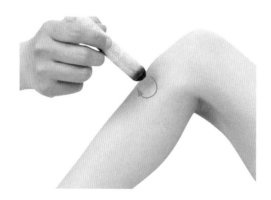

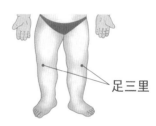

足三里

在小腿前外侧，当犊鼻下3寸，距胫骨前缘一横指，左右各1个。

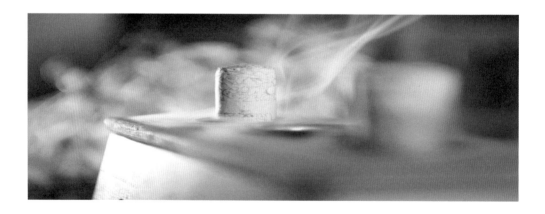

痛 经

——理气行经，止痛

▶ **症状表现**

痛经又称"经行腹痛"，是指经期或行经前后出现的周期性小腹疼痛，以年轻女性较多见。

▶ **原因**

痛经的发生与冲、任二脉以及胞宫的周期性生理变化密切相关，与肝、肾二脏也有关联。如若经期前后冲任二脉气血不和，脉络受阻，导致胞宫的气血运行不畅，"不通则痛"；或胞宫失于濡养，"不荣则痛"，就会出现痛经。

▶ **艾灸功效**

艾灸可以理气行经、止痛，对治疗痛经效果明显。

艾灸步骤

1 用点燃的艾条对准关元，距离皮肤3～5厘米固定灸10～15分钟。

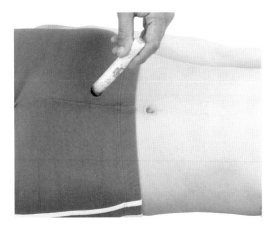

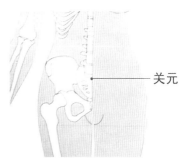

关元

在下腹部，前正中线上，肚脐下3寸。

117

2 用点燃的艾条对准三阴交，距离皮肤3厘米平行反复回旋灸10～15分钟。

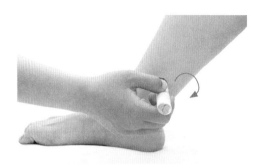

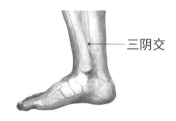

三阴交

在小腿内侧，内踝尖上3寸，胫骨内侧缘后方，左右各1个。

3 用点燃的艾条对准地机，距离皮肤3～5厘米固定灸10～15分钟。

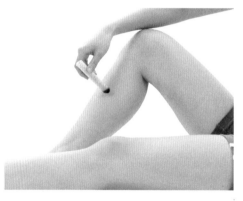

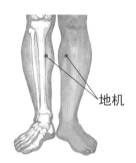

地机

在小腿内侧，当内踝尖与阴陵泉的连线上，阴陵泉下3寸，左右各1个。

特效穴位解析

地 机

地机属脾经郄穴，是脾经经气深集的部位，为脾土物质的主要运化之处。具有较强的解痉镇痛、行气活血作用，故可以健脾渗湿，调经止带。

▶ **疗程**

每日1次，10次为1个疗程。月经来潮前7～10日开始施灸，以局部温热为度，经期停止。

▶ **医师提示**

注意饮食起居，经期忌食生冷和刺激性饮食，忌涉水、游泳。

辨证分型

寒湿凝滞：经前或经期小腹冷痛，得热则舒，经血量少，色紫黯有块，伴形寒肢冷、小便清长，苔白，脉细或紧。

气滞血瘀：经前或经期小腹胀痛拒按，胸胁、乳房胀痛，经行不畅，经色紫黯、有血块，舌紫黯或有瘀斑，脉沉弦或涩。

气血不足：经期或经后小腹隐痛喜按，且有空坠不适感，月经量少、色淡、质清，神疲乏力，头晕眼花，心悸气短，舌淡、苔薄，脉细弦。

随症加减

寒湿凝滞　　功效：温经止痛。

加灸水道，距离皮肤3～5厘米固定灸10～15分钟。

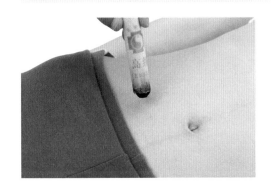
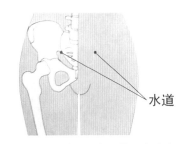

水道

在下腹部，脐下3寸，前正中线旁开2寸，左右各1个。

气滞血瘀　　功效：理气活血。

1 加灸太冲，距离皮肤3～5厘米固定灸10～15分钟。

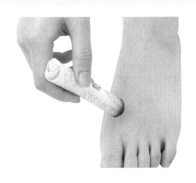
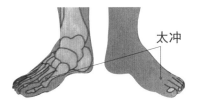

太冲

在足背侧，当第1跖骨间隙的后方凹陷处，左右各1个。

2 加灸次髎，距离皮肤3～5厘米固定灸10～15分钟。

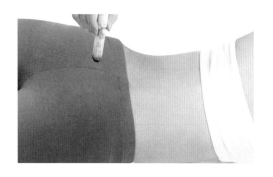

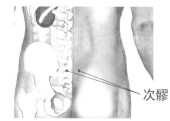

次髎

在骶部，当髂后上棘内下方，适对第2骶后孔处，左右各1个。

气血不足 功效：益气养血止痛。

1 加灸血海，距离皮肤3～5厘米固定灸10～15分钟。

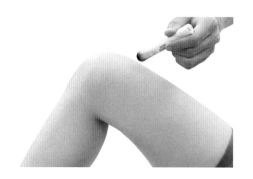

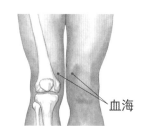

血海

在大腿内侧，髌底内侧端上2寸，当股四头肌内侧头隆起处，左右各1个。

2 加灸足三里，距离皮肤3～5厘米固定灸10～15分钟。

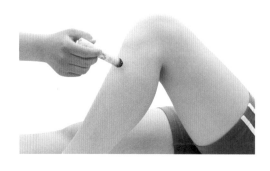

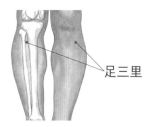

足三里

在小腿前外侧，当犊鼻下3寸，距胫骨前缘一横指，左右各1个。

更年期综合征

——滋养肝肾，补益心脾

▶ 症状表现

更年期综合征属内分泌神经功能失调导致的功能性疾病。以绝经或月经紊乱、情绪不稳定、潮热汗出、失眠、心悸、头晕等为特征，属于中医学"绝经前后诸证"的范畴。

▶ 原因

更年期是女性卵巢功能逐渐衰退到最后消失的一个过渡时期，上述症状出现的多少和轻重程度不一，其中以绝经的表现最为突出。35%左右的妇女在绝经期前后伴发各种不适症状。其病程长短不一，短者1～2年，长者数年至10余年，需要系统治疗。

▶ 艾灸功效

艾灸可以滋养肝肾，补益心脾，治疗和缓解更年期综合征，能够补充阳气，调节卵巢分泌功能及激素平衡。

艾灸步骤

1 用点燃的艾条对准百会，距离皮肤3～5厘米固定灸10～15分钟。

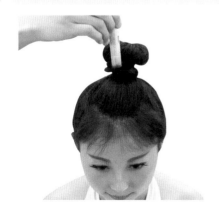

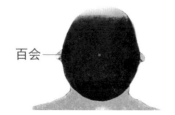

百会

在头部，头顶正中心，两耳尖直上连线中点。

2 用点燃的艾条对准关元，距离皮肤3厘米平行反复回旋灸10~15分钟。

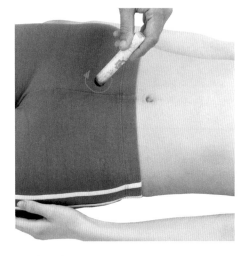

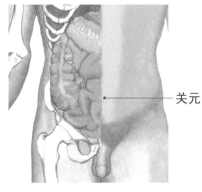

关元

在下腹部，前正中线上，脐下3寸。

特效穴位解析

关 元

关元为任脉穴，小肠的募穴，为男子藏精、女子蓄血之处，是足太阴脾经、足厥阴肝经、足少阴肾经与任脉的交会穴，故统治足三阴、小肠、任脉诸经病。艾灸关元具有补肾壮阳、温通经络、理气和血、补虚益损、壮一身之元气的作用，对更年期综合征有很好的治疗作用，并有强壮体质的作用。

3 用点燃的艾条对准肾俞，距离皮肤3~5厘米固定灸10~15分钟。

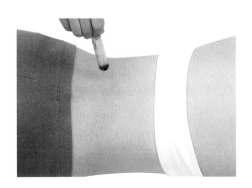

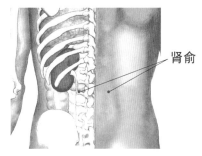

肾俞

在腰部，第2腰椎棘突下，旁开1.5寸，左右各1个。

4 用点燃的艾条对准三阴交，距离皮肤3～5厘米固定灸10～15分钟。

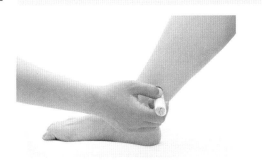

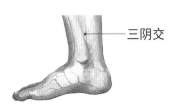

三阴交

在小腿内侧，内踝尖上3寸，胫骨内侧缘后方，左右各1个。

5 用点燃的艾条对准太溪，距离皮肤3厘米平行反复回旋灸10～15分钟。

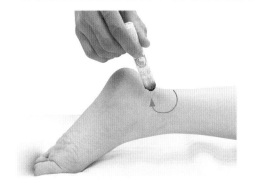

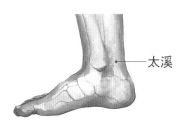

太溪

在足内侧，内踝后方，当内踝尖与跟腱之间的凹陷处，左右各1个。

▶ **疗程**

每日1次，10次为1个疗程。每个疗程后休息5天，再进行下一个疗程。

▶ **医师提示**

更年期期间自身还要注意心情舒畅，健康饮食，坚持适量运动。

辨证分型

心肾不交：心悸怔忡，失眠多梦，潮热汗出，五心烦热，情绪不稳，易喜易忧，腰膝酸软，头晕耳鸣，舌红、少苔，脉沉细数。

肝肾阴虚：头晕目眩，心烦易怒，潮热汗出，五心烦热，胸闷胁胀，腰膝酸软，口干舌燥，尿少，便秘，舌红、少苔，脉沉细。

脾肾阳虚：头昏脑胀，忧郁善忘，脘腹满闷，嗳气吞酸，呕恶食少，神疲倦怠，腰酸肢冷，肢体浮肿，大便稀溏，舌胖大、苔白滑，脉沉细弱。

随症加减

心肾不交　功效：清虚火、养心神。

1 加灸神门，距离皮肤3～5厘米固定灸10～15分钟。

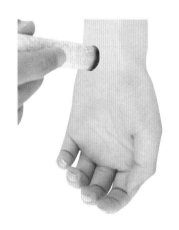

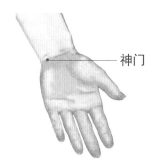

神门

在腕部，腕掌侧横纹尺侧端，尺侧腕屈肌腱的桡侧凹陷处，左右各1个。

2 加灸内关，距离皮肤3～5厘米固定灸10～15分钟。

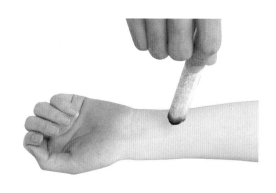

内关

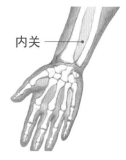

在前臂掌侧，当曲泽与大陵的连线上，腕横纹上2寸，掌长肌腱与桡侧腕屈肌腱之间，左右各1个。

肝肾阴虚　　功效：疏肝理气、育阴潜阳。

1 加灸太冲，距离皮肤3～5厘米固定灸10～15分钟。

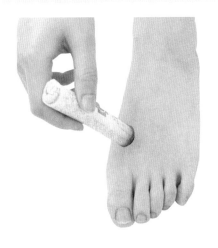
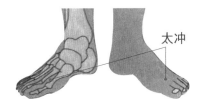

在足背侧，当第1跖骨间隙的后方凹陷处，左右各1个。

2 加灸涌泉，距离皮肤3～5厘米固定灸10～15分钟。

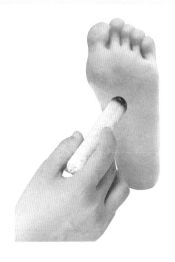
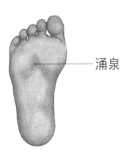

在足底部，在足前部凹陷处，第2、第3趾趾缝纹头端与足跟连线的前1/3与后2/3交点上，左右各1个。

125

脾肾阳虚　　功效：健脾益气、温补肾阳。

1　加灸气海，距离皮肤3～5厘米固定灸10～15分钟。

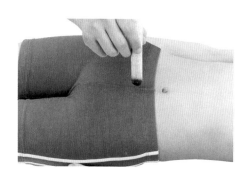

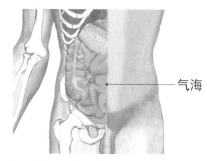

气海

在下腹部，前正中线上，脐下1.5寸。

2　加灸脾俞，距离皮肤3～5厘米固定灸10～15分钟。

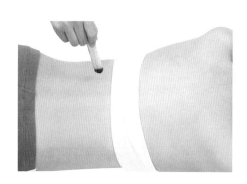

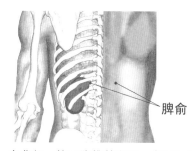

脾俞

在背部，第11胸椎棘突下，旁开1.5寸，左右各1个。

早泄

——补益脾肾，固摄精室

▶ 症状表现

早泄是指性交时间极短即行射精，或一触即泄的病症。

▶ 原因

本病常因房事不节或手淫过度，致肾气亏虚、肾阴不足、相火妄动或湿热下注流于阴器；肝气郁结、疏泄失职；或大病、久病、思虑过度致心脾两虚、肾失封藏、固摄无权而引起。

▶ 艾灸功效

艾灸可以补益脾肾，固摄精室。早泄与心理因素息息相关，所以适当艾灸，可以调节中枢神经系统，缓解紧张情绪，对治疗早泄很有效。

～～～ 艾灸步骤 ～～～

1 用点燃的艾条对准关元，距离皮肤3～5厘米固定灸10～15分钟。

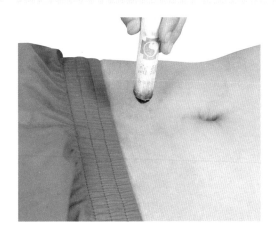

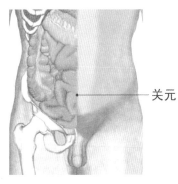

关元

在下腹部，前正中线上，脐下3寸。

2 用点燃的艾条对准肾俞，距离皮肤3～5厘米固定灸10～15分钟。

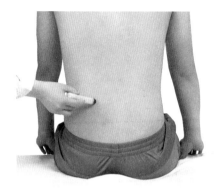 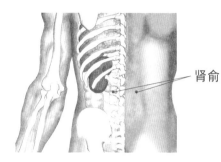

肾俞

在腰部，第2腰椎棘突下，旁开1.5寸，左右各1个。

3 用点燃的艾条对准大肠俞，距离皮肤3～5厘米固定灸10～15分钟。

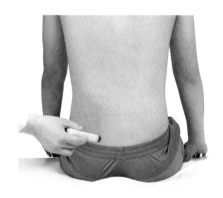 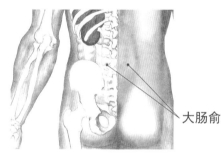

大肠俞

在腰部，第4腰椎棘突下，旁开1.5寸，左右各1个。

4 用点燃的艾条对准小肠俞，距离皮肤3～5厘米固定灸10～15分钟。

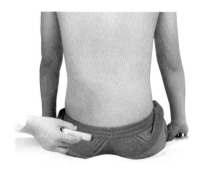 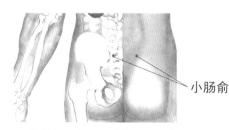

小肠俞

在骶部，当骶正中嵴旁1.5寸，平第1骶后孔，左右各1个。

5 用点燃的艾条对准三阴交，距离皮肤3～5厘米平行反复回旋灸10～15分钟。

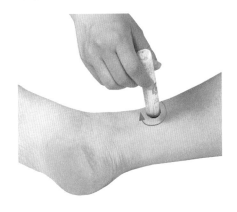

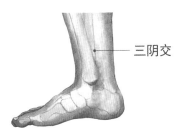

三阴交

在小腿内侧，内踝尖上3寸，胫骨
内侧缘后方，左右各1个。

特效穴位解析

三 阴 交

"三阴"指足三阴经。"交"是交会的意思。三阴交从名字上解析是指足部的
三条阴经中气血物质在此穴上交会，其中有脾经的湿热之气，有肝经的水湿风气，
有肾经的寒冷之气，因此，此穴疏调脾、肝、肾而固摄精室。

▶ **疗程**

每日1次，10次为1个疗程。

▶ **医师提示**

艾灸的同时可以在医生的指导下服用一些补益类的药物，药物的吸收会更好，
治疗早泄的效果也会更好。

根据医生指导治疗，切勿盲目用药。

肾虚不固：泄后疲乏，腰膝酸软，性欲减退，小便频数，舌淡、苔薄，脉弱。

心脾两虚：肢体倦怠，面色少华，心悸气短，失眠多梦，舌淡、少苔，脉细无力。

阴虚火旺：遗精，阴茎易举，腰膝酸软，五心烦热，潮热盗汗，舌红、少苔，脉细数。

肝经湿热：阴部潮湿，口苦纳呆，少腹胀痛，小便黄赤，舌红、苔黄腻，脉弦数。

肝郁气滞：精神抑郁，焦躁不安，少腹不舒，牵引睾丸，胸闷叹息，少寐多梦，舌边红。

随症加减

肾虚不固　　功效：补肾固精。

1 加灸命门，距离皮肤3～5厘米固定灸10～15分钟。

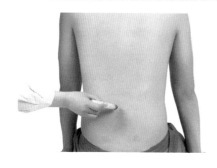
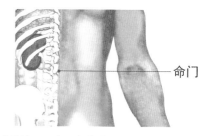

命门

在腰部，后正中线上，第2腰椎棘突下凹陷中。

2 加灸太溪，距离皮肤3～5厘米固定灸10～15分钟。

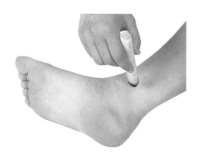
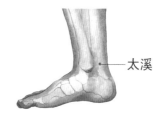

太溪

在足内侧，内踝后方，当内踝尖与跟腱之间的凹陷处，左右各1个。

心脾两虚　　功效：补益心脾。

1　加灸心俞，距离皮肤3～5厘米固定灸10～15分钟。

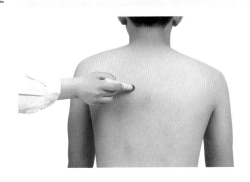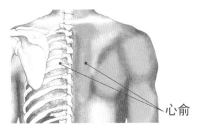

心俞

在背部，第5胸椎棘突下，旁开
1.5寸，左右各1个。

2　加灸脾俞，距离皮肤3～5厘米固定灸10～15分钟。

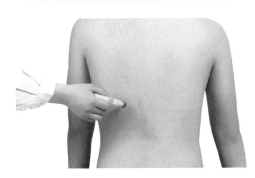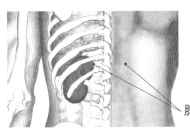

脾俞

在背部，第11胸椎棘突下，旁开
1.5寸，左右各1个。

阴虚火旺　　功效：养阴清热。

1　加灸太溪，距离皮肤3～5厘米固定灸10～15分钟。

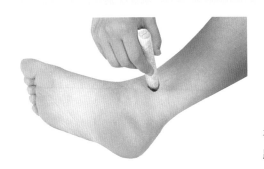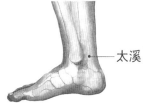

太溪

在足内侧，内踝后方，当内踝尖与
跟腱之间的凹陷处，左右各1个。

2 加灸照海，距离皮肤3～5厘米固定灸10～15分钟。

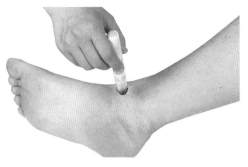

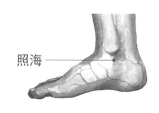

照海

在足内侧，内踝尖正下方凹陷处，左右各1个。

肝经湿热　　功效：清热利湿。

1 加灸阴陵泉，距离皮肤3～5厘米固定灸10～15分钟。

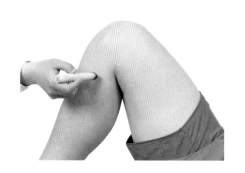

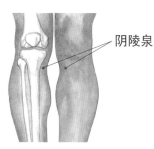

阴陵泉

在小腿内侧，胫骨内侧髁后下方凹陷处，左右各1个。

2 加灸行间，距离皮肤3～5厘米固定灸10～15分钟。

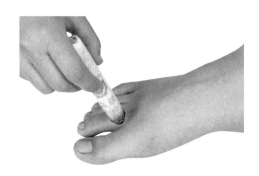

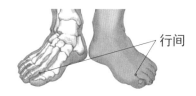

行间

在足背侧，当第1、第2趾间，趾蹼缘的后方赤白肉际处，左右各1个。

肝郁气滞　　功效：理气解郁。

1 加灸太冲，距离皮肤3～5厘米固定灸10～15分钟。

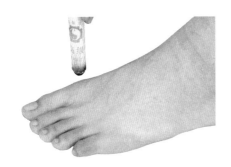

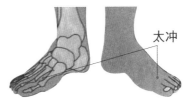

太冲

在足背侧，当第1跖骨间隙的后方凹陷处，左右各1个。

2 加灸行间，距离皮肤3～5厘米固定灸10～15分钟。

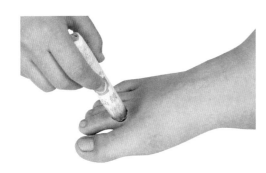

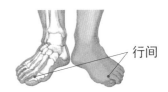

行间

在足背侧，当第1、第2趾间，趾蹼缘的后方赤白肉际处，左右各1个。

阳痿

——补益心脾，温肾助阳

▶ 症状表现

阳痿是指男子未到性功能衰退年龄出现性生活中阴茎不能勃起，或勃起不坚，或坚而短暂，影响性生活的病症。

▶ 原因

本病的发生多因房事不节，手淫过度；或过于劳累、疲惫；异常兴奋、激动；高度紧张、惊恐伤肾；命门火衰、宗筋不振；或嗜食肥甘、湿热下注、宗筋迟缓而致。

▶ 艾灸功效

艾灸可以补益心脾、温肾助阳，艾灸开始时会感觉到穴位处的温热感向四周扩散，时间长了会感觉精神和体力逐渐增强，1个月左右即会见到明显的效果。

〜〜〜 艾灸步骤 〜〜〜

1 用点燃的艾条对准关元，距离皮肤3～5厘米固定灸10～15分钟。

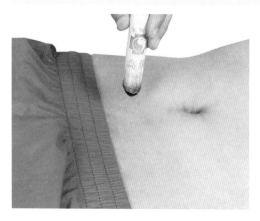

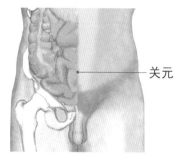

关元

在下腹部，前正中线上，脐下3寸。

2 　用点燃的艾条对准中极，距离皮肤3～5厘米平行反复回旋灸10～15分钟。

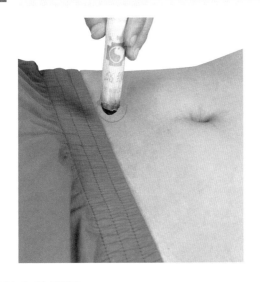

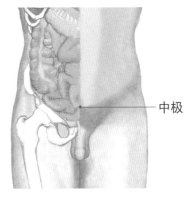

中极

在下腹部，前正中线上，脐下4寸。

特效穴位解析

中　极

　　中极为任脉穴、膀胱募穴；足三阴、任脉之会，可以益肾助阳，通经止遗，主治阳痿、小便不利、遗溺不禁等。

3 　用点燃的艾条对准肾俞，距离皮肤3～5厘米固定灸10～15分钟。

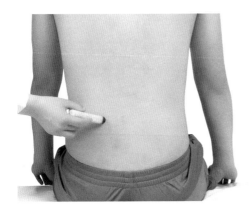

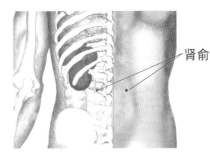

肾俞

在背部，第2腰椎棘突下，旁开1.5寸，左右各1个。

4 用点燃的艾条对准三阴交，距离皮肤3厘米平行反复回旋灸10～15分钟。

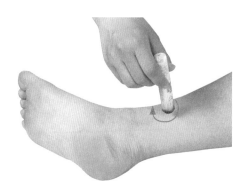

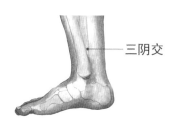

三阴交

在小腿内侧，内踝尖上3寸，胫骨内侧缘后方，左右各1穴。

▶ **疗程**

每日1次，10次为1个疗程。

▶ **医师提示**

1.艾灸治疗阳痿过程中，必须注意节制房事，最好是杜绝房事。

2.注意心情舒畅，不要有思想负担。

3.艾灸简单易操作，不仅可以解决男性阳痿的问题，而且可以让体质得到全面的提升。

辨证分型

命门火衰：面色淡白，腰膝酸软，头晕目眩，精神萎靡，畏寒肢冷，耳鸣，舌淡、苔白，脉沉细。

心脾两虚：面色萎黄，食欲不振，精神倦怠，失眠健忘，胆怯多疑，心悸自汗，舌淡、苔薄白，脉细弱。

惊恐伤肾：精神抑郁或焦虑紧张，心悸易惊，夜寐不宁，舌红、苔薄白，脉细弦。

湿热下注：阴囊潮湿臊臭，下肢酸重，尿黄，舌红、苔黄腻，脉滑数。

命门火衰 功效：温肾助阳。

1 加灸志室，距离皮肤3～5厘米固定灸10～15分钟。

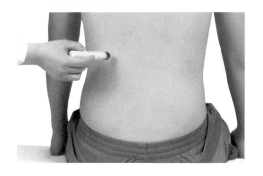
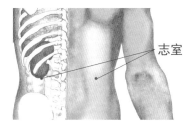

在腰部，第2腰椎棘突下，命门旁开3寸，左右各1个。

2 加灸气海，距离皮肤3～5厘米固定灸10～15分钟。

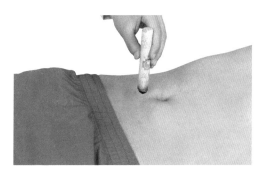
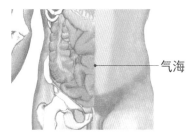

在下腹部，前正中线上，肚脐下1.5寸。

心脾两虚 功效：补益心脾。

1 加灸心俞，距离皮肤3～5厘米固定灸10～15分钟。

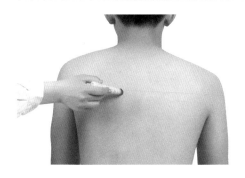
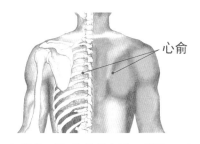

在背部，第5胸椎棘突下，旁开1.5寸，左右各1个。

2 加灸脾俞，距离皮肤3～5厘米固定灸10～15分钟。

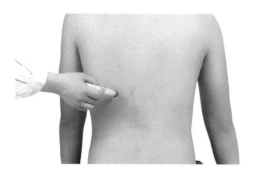

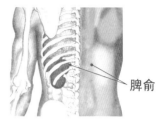

脾俞

在背部，第11胸椎棘突下，旁开1.5寸，左右各1个。

惊恐伤肾　　功效：交通心肾、安神定志。

1 加灸命门，距离皮肤3～5厘米固定灸10～15分钟。

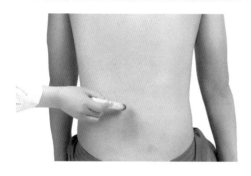

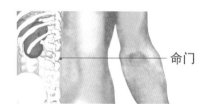

命门

在背部，后正中线上，第2腰椎棘突下凹陷中。

2 加灸百会，距离皮肤3～5厘米固定灸10～15分钟。

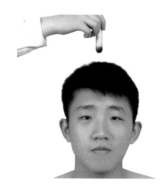

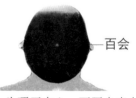

百会

在头部，头顶正中心，两耳尖直上连线中点。

湿热下注　　功效：清利湿热。

1 加灸阴陵泉，距离皮肤3～5厘米固定灸10～15分钟。

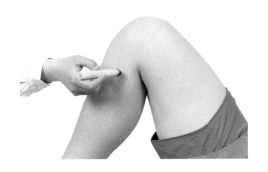

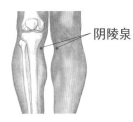

阴陵泉

在小腿内侧，胫骨内侧髁后下方凹陷处，左右各1个。

2 加灸曲骨，距离皮肤3～5厘米固定灸10～15分钟。

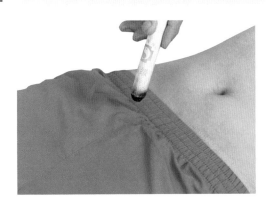

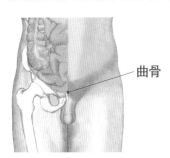

曲骨

在下腹部，前正中线上，耻骨联合上缘的中点处。

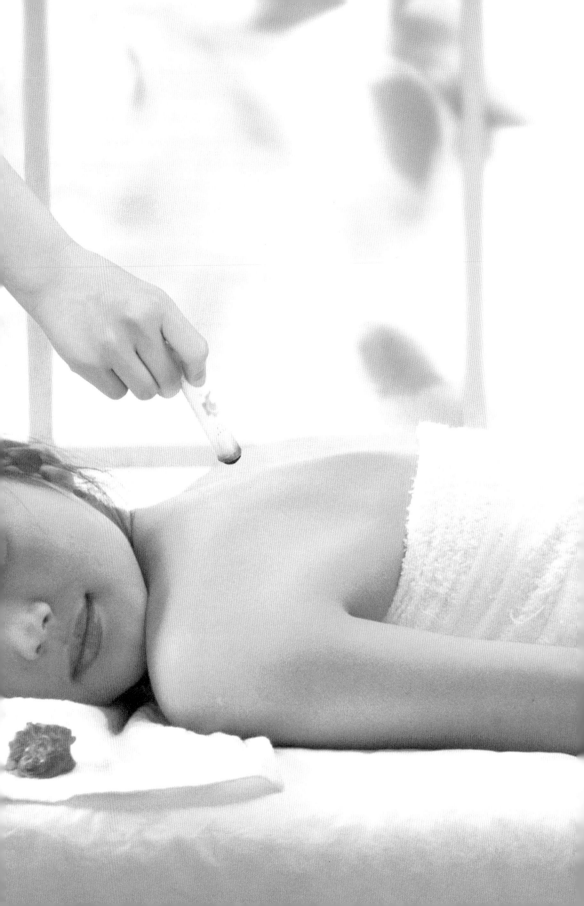

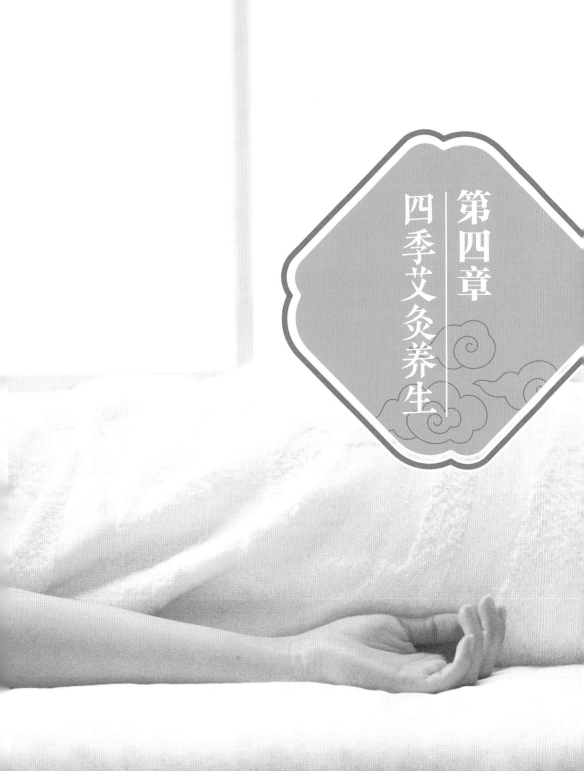

第四章

四季艾灸养生

春 季

——防风保健康

▶ **症状表现**

人们在春季易产生"春燥"，会感觉到诸多不适，如四肢无力、咽喉痛、流鼻血、便秘、嘴唇干裂、口舌生疮、食欲不振等。

▶ **原因**

中医认为，春季所对应的内脏为肝。自然界在春天呈现出万物生机勃发的景象，人体内气血的变化也遵循着这种规律。经过秋冬的收藏，阳气在春天开始生发，肝气当旺。由于肝主筋，很多人在春天出现四肢无力的现象，就是肝经气血不足的表现。另外，春回大地，阳气上升，易扰动人体肝、胆、胃肠蓄积的内热。所以春季养生要以养肝为主，重点在于调养肝的阴阳。

▶ **艾灸功效**

艾灸可以防风疏肝，调理内脏。通过一段时间的艾灸能提高机体的免疫力，达到春季保健的目的。

艾灸步骤

1 用点燃的艾条对准风池，距离皮肤3～5厘米固定灸10～15分钟。

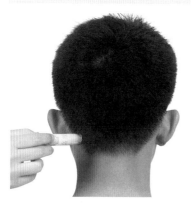

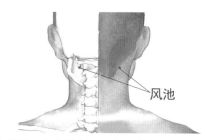

风池

在项部，当枕骨之下，与风府相平，胸锁乳突肌与斜方肌上端之间的凹陷处，左右各1个。

142

2 用点燃的艾条对准气海，距离皮肤3～5厘米固定灸10～15分钟。

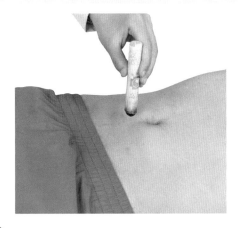

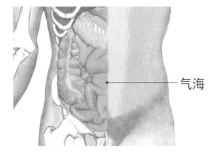

气海

在下腹部，前正中线上，肚脐下1.5寸。

3 用点燃的艾条对准肝俞，距离皮肤3～5厘米固定灸10～15分钟。

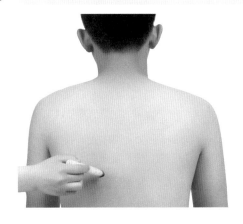

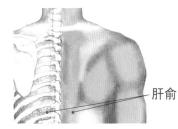

肝俞

在背部，第9胸椎棘突下，旁开1.5寸，左右各1个。

4 用点燃的艾条对准足三里，距离皮肤3～5厘米固定灸10～15分钟。

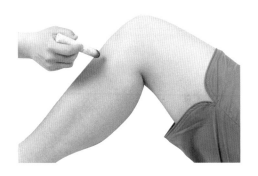

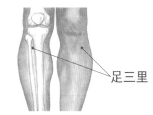

足三里

在小腿前外侧，当犊鼻下3寸，距胫骨前缘一横指，左右各1个。

5 用点燃的艾条对准三阴交，距离皮肤3～5厘米固定灸10～15分钟。

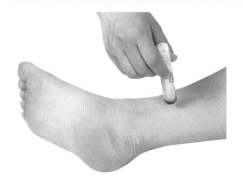

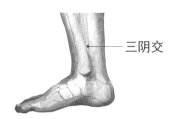

三阴交

在小腿内侧，内踝尖上3寸，胫骨内侧缘后方，左右各1个。

6 用点燃的艾条对准太冲，距离皮肤3～5厘米固定灸10～15分钟。

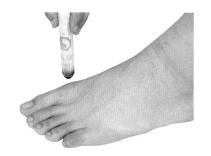

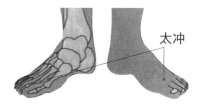

太冲

在足背侧，当第1跖骨间隙的后方凹陷处，左右各1个。

特效穴位解析

太 冲

太冲为肝经原穴，也就是肝的原气经过和留止的部位。春季坚持对太冲进行艾灸，可以激发肝经的原气，促进肝经气血的运行，起到较好的疏肝作用。

▶ **疗程**

每日1次，10次为1个疗程，每个疗程中间休息5天。

▶ **医师提示**

1.在春季精神养生方面，要力戒暴怒，更忌情绪忧郁，做到心胸开阔，乐观向上，保持好心态。

2.春季多风，注意防风保暖，保持人体防御功能。

夏 季

—— 夏治冬病

▶ **症状表现**

夏季人体为了适应炎热的气候，生理功能会发生一系列变化，如食欲下降、情绪低落、抵抗力下降，同时高温、高湿的气候又给病原微生物繁殖创造了条件，因此，夏天也是各种疾病的高发期，一定要注意保健养生。

▶ **原因**

夏季是一年当中气温最高的时期，既有内陆地区的干燥酷热，又有沿海地区的潮湿闷热。夏季也是一年中天气变化最剧烈、最复杂的时期，夏季万物生长繁茂，阳气旺盛在表，易被耗损，夏季养生宜以养阳为主。同时夏季高温，是心脏病的高发季节，特别应加强对心脏阳气的养护；夏季湿气重，"湿气通于脾"，又是健脾、养脾、治脾的重要时机。另外，某些寒性疾病在冬季治疗时，很难收到好的效果，如在夏季及时调治，借旺盛的阳气助药物之力，往往可以收到事半功倍的效果。

▶ **艾灸功效**

艾灸可以温阳健脾养心，使腠理宣通，体内风、寒、湿邪外出，是内病外治、治病求本的方法，这就是中医的冬病夏治特色疗法。

艾灸步骤

1 用点燃的艾条对准大椎，距离皮肤3～5厘米固定灸10～15分钟。

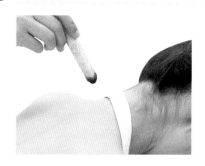

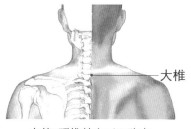

大椎

在第7颈椎棘突下凹陷中。

大 椎

　　大，多也；椎，锤击之器也。此指穴位的气血物质为实而非虚也。大椎名意指手足三阳的阳热之气由此汇入本穴并与督脉的阳气上行头颈。本穴物质一为督脉陶道穴传来的充足阳气，二是手足三阳经外散于背部阳面的阳气，穴内的阳气充足满盛如椎般坚实，故可抵御外邪，加强机体免疫功能，预防疾病的发生。

2　用点燃的艾条对准心俞，距离皮肤3～5厘米固定灸10～15分钟。

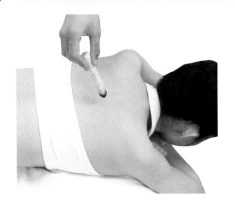

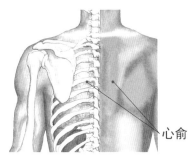

心俞

在背部，第5胸椎棘突下，旁开1.5寸，左右各1个。

3　用点燃的艾条对准脾俞，距离皮肤3～5厘米固定灸10～15分钟。

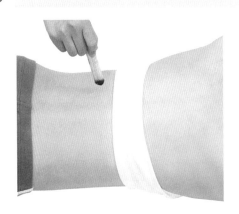

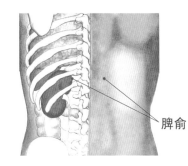

脾俞

在背部，第11胸椎棘突下，旁开1.5寸，左右各1个。

4 用点燃的艾条对准胃俞，距离皮肤3～5厘米固定灸10～15分钟。

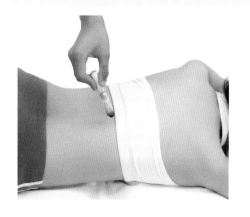

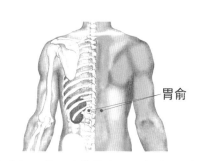

胃俞

在背部，第12胸椎棘突下，旁开1.5寸，左右各1个。

▶ **疗程**

每日1次，10次为1个疗程，每个疗程中间休息5天。

▶ **医师提示**

1.中医所指的所有虚寒性疾病都可采用"冬病夏治"的方法进行治疗，如哮喘、慢性支气管炎、过敏性鼻炎、慢性咽喉炎、慢性扁桃体炎、反复感冒、慢性胃炎、慢性结肠炎、慢性腹泻、痢疾、风湿性关节炎、类风湿关节炎、肩周炎、颈椎病、腰腿痛、冻疮、手足发凉、男子阳痿早泄和女子宫寒、老年畏寒症以及脾胃虚寒类等疾病。

2.夏季饮食宜清淡，少食肥甘厚味、辛辣上火之物。高温天气下人体代谢加快，体内的水分和电解质流失，饮食上要注意补充水分，增加蛋白质、矿物质、维生素的摄入量。但是不要贪凉，不可暴食冷饮。

秋 季

—— 防凉健脾胃

▶ **症状表现**

秋季人易出现秋乏的现象。天气虽然变得舒爽，但早晚一冷一热，交替刺激，有些人就容易出现胃里反酸水、恶心、上腹饱胀、腹泻等问题，消化性溃疡、慢性胃炎等也特别容易复发。秋季主燥，而肺为娇脏，更易遭受燥邪侵袭而发病，出现微恶风寒，干咳无痰，口、鼻、唇、咽干燥而渴等病症。

▶ **原因**

在秋季养生中，《素问·四气调神大论》指出："夫四时阴阳者，万物之根本也，所以圣人春夏养阳，秋冬养阴，以从其根，故与万物沉浮于生长之门，逆其根则伐其本，坏其真矣。"四季养生要遵守阴阳规律，秋季以养阴为主，如果不注重养阴，易引起胃肠系统问题；不注重滋阴养阴还易引发呼吸系统的问题，出现肺阴受损的诸多病症。

▶ **艾灸功效**

艾灸可以防凉健脾胃，秋季正是艾灸的好时节。因为秋冬消耗人体的阳气多，这时候也很需要及时补充阳气。

艾灸步骤

1 用点燃的艾条对准风门，距离皮肤3～5厘米固定灸10～15分钟。

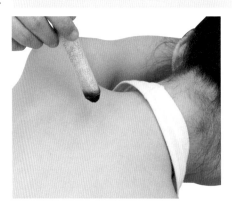
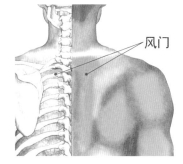

风门

在背部，第2胸椎棘突下，旁开1.5寸，左右各1个。

2 用点燃的艾条对准中脘，距离皮肤3～5厘米固定灸10～15分钟。

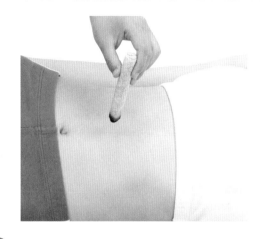

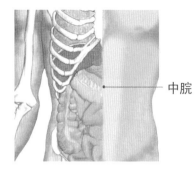

中脘

在上腹部，前正中线上，肚脐上4寸。

3 用点燃的艾条对准关元，距离皮肤3～5厘米固定灸10～15分钟。

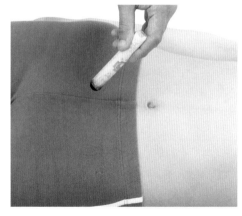

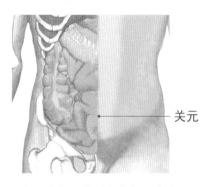

关元

在下腹部，前正中线上，肚脐下3寸。

特效穴位解析

关 元

关元是小肠的募穴，为男子藏精、女子蓄血之处，是足太阴脾经、足厥阴肝经、足少阴肾经与任脉的交会穴，故统治足三阴、小肠、任脉诸经病。关元具有补肾壮阳、温通经络、理气和血、补虚益损、壮一身之元气的作用，能调治诸虚百损及泌尿生殖系统各种病症，古今都作为保健的要穴。秋天坚持艾灸关元，可使人元气充足，有效抗衰老。

4 用点燃的艾条对准足三里，距离皮肤3～5厘米固定灸10～15分钟。

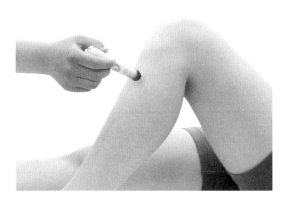

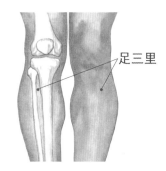

足三里

在小腿前外侧，当犊鼻下3寸，距胫骨前缘一横指，左右各一个。

▶ 疗程

每日1次，10次为1个疗程，每个疗程中间休息5天。

▶ 医师提示

1.常言道"秋季进补，冬令打虎"，中医有"春夏养阳，秋冬养阴"之说，秋冬主收藏，运用艾灸调理阴阳、培元固本是关键。饮食上可经常吃些山药、鸡汤、骨汤等，但切忌进补过量，伤害脾胃。

2.秋冬天气很燥，当选润肺清燥、养阴生津的食物，如秋梨、甘蔗、荸荠、柿子、百合、银耳等。

3.少吃辛辣、油炸、烈性酒及干燥的膨化食品。

4.及时补充水分，一般秋季要比其他时节每天多喝水500毫升以上，以保持肺脏与呼吸道的正常湿润度。

5.秋季阴气渐长，饮食要顺应时节，防燥养阴，滋阴润肺，调节脾胃。宜选用清润食物，适宜平补。多补充一些水溶性维生素，以抗秋燥。适当食用高蛋白食品。食物应以温、软、淡、素、鲜为宜，不宜吃过冷、过烫、过硬、过辣、过黏的食物。

冬季

—— 温灸最驱寒

▶ 症状表现

冬季天气变得非常严冷，不但易感染致病微生物，而且可能引发或加重原有的多种慢性基础性疾病。冬季易发心脑血管疾病、胃溃疡、呼吸道疾病等，也是退行性关节炎、腰腿疼痛、月经不调、痛经及虚寒和实寒性疾病的高发期。

▶ 原因

"百病从冷生"，严寒会使人体抵抗力下降。中医养生理论认为，冬季阳气潜藏，人体代谢缓慢，而万病皆损于阳气。因此冬至过后防病养生，补阳是关键所在。寒性体质的女性很多，像宫寒、手脚冰凉、痛经、胃寒胀痛、怕冷等都是女性体寒的表现。

▶ 艾灸功效

艾灸可以温阳散寒、健身延年，是驱寒、补阳不错的选择。它对心脑血管疾病、胃溃疡、呼吸道疾病及退行性关节炎、腰腿疼痛等有很好的治疗作用，尤其是对虚寒体质者，冬季艾灸可以起到很好的治疗保健作用。

艾灸步骤

1 用点燃的艾条对准中脘，距离皮肤3～5厘米固定灸10～15分钟。

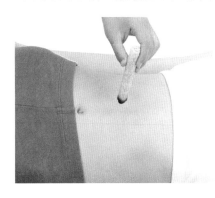

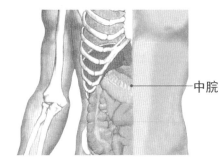

中脘

在上腹部，前正中线上，肚脐上4寸。

2 　用点燃的艾条对准神阙，距离皮肤3～5厘米固定灸10～15分钟。

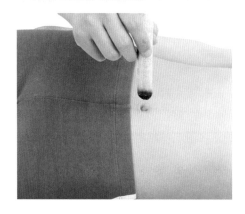

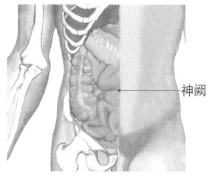

神阙

在腹中部，脐中。

特效穴位解析

神 阙

　　神阙即肚脐，又名脐中，是初生婴儿脐带脱落以后遗留下来的一个瘢痕，位于人体的黄金分割点上，是调整人体功能的最佳作用点。神阙为任脉、冲脉循行之地，元气归藏之根，为连接人体先天与后天之养生要穴。当人体因气血阴阳失调后发生疾病的时候，可以艾灸神阙，调节阴阳平衡、和畅身体内的气血，最终收到祛邪治病的效果。并且还能显著地提高人体的免疫力，达到扶正祛病、益寿延年的作用。

3 　用点燃的艾条对准命门，距离皮肤3～5厘米固定灸10～15分钟。

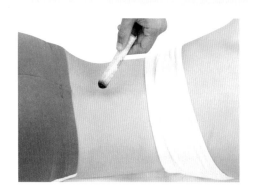

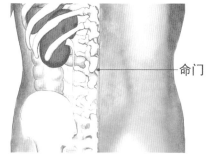

命门

在背部，后正中线上，第2腰椎棘突下凹陷中。

4 用点燃的艾条对准腰阳关，距离皮肤3～5厘米固定灸10～15分钟。

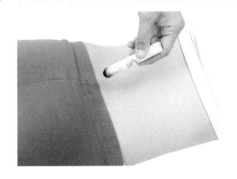

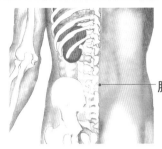

腰阳关

在腰部，后正中线上，第4腰椎棘突下凹陷中。

5 用点燃的艾条对准足三里，距离皮肤3～5厘米固定灸10～15分钟。

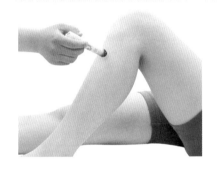

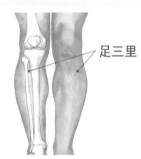

足三里

在小腿前外侧，当犊鼻下3寸，距胫骨前缘一横指，左右各1个。

▶ **疗程**

每日1次，10次为1个疗程，每个疗程中间休息5天。

▶ **医师提示**

1．"阴极之至，阳气始生"，冬至是阴阳二气自然转化的节气，因此，冬至过后是养生的大好时机，有"冬季补一补，来年打老虎"之说。人人均可通过艾灸以驱寒补阳，体寒的女性更适合艾灸。

2．冬天也是比较适合食补养生的季节。牛肉、羊肉等具有温热御寒作用的食物，可以补充身体的阳气，保持身体热量，是传统的秋冬进补佳品。

3．俗谚说"风从颈后进，冷从脚下生"，在严寒的季节里，出门时要穿高领毛衣、戴上围脖，以免寒冷有机可乘；留意脚部的保暖，双脚穿得暖和一些，睡前用热水泡脚，这样一身感觉都是热的。

4．冬季养生需多晒太阳，适当运动如打太极拳等；还可以运用食疗药膳等传统中医养生方法，同样可达到养生保健功效。

艾灸常用穴位及功效速查

头面项部

大椎
【定位】在第 7 颈椎棘突下凹陷中。

【功效】振奋阳气、强壮保健。

天柱
【定位】在后发际正中旁开 1.3 寸，左右各 1 个。

【功效】疏风清热、通经活络，主治头项强痛、肩背痛。

太阳
【定位】在颞部，当眉梢与目外眦之间，向后约一横指的凹陷处，左右各 1 个。

【功效】缓解疲劳、清神醒脑，治疗头痛、头晕。

风池
【定位】在项部，当枕骨之下，与风府相平，胸锁乳突肌与斜方肌上端之间的凹陷处，左右各 1 个。

【功效】醒脑开窍、疏风清热，主治中风、眩晕。

风府
【定位】在项部，后发际正中直上 1 寸，枕外隆凸直下凹陷中。

【功效】祛风要穴之一，内中风及外风所致病症均可选用。

四神聪
【定位】经外穴。在头顶部，当百会前后左右各 1 寸，共 4 穴。

【功效】主治头痛、眩晕、失眠、健忘。

头维
【定位】在头侧部，当额角发际上 0.5 寸，头正中线旁 4.5 寸，左右各 1 个。

【功效】主治头痛、眩晕、目痛等。

印堂
【定位】在前额部，当两眉头间连线与前正中线之交点处。

【功效】主治头痛、眩晕等。

安眠
【定位】在项部，翳风与风池连线的中点，左右各 1 个。

【功效】主治失眠、烦躁不安、心悸。

百会
【定位】在头部，头顶正中心，两耳尖直上连线中点。

【功效】清热开窍、升阳固脱。

迎香
【定位】在面部，鼻翼外缘中点旁，当鼻唇沟中，左右各 1 个。

【功效】防治鼻病。

神庭
【定位】在头部，当前发际正中直上 0.5 寸。

【功效】治疗头晕、呕吐、眼昏花等。

颧髎

【定位】在面部，当目外眦直下，颧骨下缘凹陷处，左右各 1 个。

【功效】主治牙痛、面瘫、面肌痉挛等。

肩背腰骶部

心俞

【定位】在背部，第 5 胸椎棘突下，旁开 1.5 寸，左右各 1 个。

【功效】主治心痛、心烦。

风门

【定位】在背部，第 2 胸椎棘突下，旁开 1.5 寸，左右各 1 个。

【功效】主治感冒、颈椎痛、肩膀酸痛等。

次髎

【定位】在骶部，当髂后上棘内下方，适对第 2 骶后孔处，左右各 1 个。

【功效】主治腰骶疼痛、月经不调等。

肝俞

【定位】在背部，第 9 胸椎棘突下，旁开 1.5 寸，左右各 1 个。

【功效】主治夜盲、目赤、视物不明等。

命门

【定位】在腰部，后正中线上，第 2 腰椎棘突下凹陷中。

【功效】强肾固本、温肾壮阳。

定喘

【定位】在背部，第 7 颈椎棘突下，旁开 0.5 寸处，左右各 1 个。

【功效】治疗咳喘。

肩贞

【定位】在肩关节后下方，臂内收时，腋后纹头上 1 寸，左右各 1 个。

【功效】清头聪耳，通经活络。

肩髃

【定位】在肩峰端下缘，当肩峰与肱骨大结节之间，三角肌上部中央，左右各 1 个。

【功效】疏风活络、通利关节，主治肩臂疼痛。

肺俞

【定位】在背部，第 3 胸椎棘突下，旁开 1.5 寸，左右各 1 个。

【功效】主治咳嗽、气喘、胸满等。

肾俞

【定位】在腰部，第 2 腰椎棘突下，旁开 1.5 寸，左右各 1 个。

【功效】补益肾精、温通元阳、强身壮腰。

胃俞

【定位】在背部，第 12 胸椎棘突下，旁开 1.5 寸，左右各 1 个。

【功效】主治胃脘痛、胸胁痛、呕吐等。

厥阴俞

【定位】在背部,第4胸椎棘突下,旁开1.5寸处,左右各1个。

【功效】主治咳嗽、胸闷、呕吐、失眠等。

脾俞穴

【定位】在背部,第11胸椎棘突下,旁开1.5寸,左右各1个。

【功效】健运脾胃,补养气血。

腰阳关

【定位】在腰部,后正中线上,第4腰椎棘突下凹陷中。

【功效】主治腰骶疼痛,下肢痿痹等。

腰俞

【定位】在骶部,后正中线上,适对骶管裂孔。

【功效】治疗痔瘘、痔核、裂痔等。

膀胱俞

【定位】平第2骶后孔,当髂后上棘内缘下与骶骨间的凹陷中,俯卧取穴,左右各1个。

【功效】主治遗尿、泄泻、便秘、腰脊强痛等。

膈俞

【定位】在背部,第7胸椎棘突下,旁开1.5寸,左右各1个。

【功效】主治呕吐、呃逆、噎膈、胸满等。

大肠俞

【定位】在腰部,第4腰椎棘突下,旁开1.5寸,左右各1个。

【功效】主治急、慢性肠炎,细菌性痢疾,阑尾炎,腰部软组织损伤等。

小肠俞

【定位】在骶部,当骶正中嵴旁1.5寸,平第1骶后孔,左右各1个。

【功效】主治遗精、遗尿、尿血、尿痛、带下,腹泻、痢疾、疝气、腰骶痛。

志室

【定位】在腰部,第2腰椎棘突下,命门旁开3寸,左右各1个。

【功效】主治耳鸣耳聋、头晕目眩、腰脊强痛、小便不利、阴中肿痛、阳痿遗精、肾炎等。

胸腹胁部

天枢

【定位】在腹中部,脐旁开2寸,左右各1个。

【功效】调理肠胃、理气和营。

子宫

【定位】于脐中下4寸（中极）旁开3寸取穴，左右各1个。

【功效】调节子宫内部气血。

中极

【定位】在下腹部，前正中线上，脐下4寸。

【功效】主治生殖系统疾病、泌尿系统疾病。

中脘

【定位】在上腹部，前正中线上，脐上4寸。

【功效】健脾和胃、调理胃肠功能。

气海

【定位】在下腹部，前正中线上，脐下1.5寸。

【功效】保健要穴，主治腹痛、泄泻、大便难等。

水分

【定位】在上腹部，前正中线上，脐上1寸。

【功效】主治腹痛、肠鸣、泄泻等。

水道

【定位】在下腹部，脐下3寸，前正中线旁开2寸，左右各1个。

【功效】主治小腹胀满、小便不利、痛经等。

巨阙

【定位】在上腹部，前正中线上，脐中上6寸。

【功效】主治心胸痛、胃脘痛、呃逆等。

关元

【定位】在下腹部，前正中线上，脐下3寸。

【功效】温肾固本、补益下焦。

建里

【定位】在上腹部，前正中线上，脐上3寸。

【功效】主治胃脘疼痛、腹胀、呕吐等。

神阙

【定位】在腹中部，脐中。

【功效】温补脾阳、和胃理肠。

期门

【定位】在胸部，当乳头直下，第6肋间隙，前正中线旁开4寸，左右各1个。

【功效】健脾疏肝、理气活血。

膻中

【定位】在胸部，前正中线上，两乳头连线的中点处。

【功效】调理气机、宽胸降逆、化痰。

曲骨

【定位】在下腹部，前正中线上，耻骨联合上缘的中点处。

【功效】主治少腹胀满、小便淋漓、月经不调等。

上肢部

大陵
【定位】在腕掌横纹中点处，掌长肌腱与桡侧腕屈肌腱之间，左右各1个。

【功效】主治心痛、心悸、胃痛、呕吐、惊悸等。

内关
【定位】在前臂掌侧，当曲泽与大陵的连线上，腕横纹上2寸，掌长肌腱与桡侧腕屈肌腱之间，左右各1个。

【功效】主治心脏疾病的核心用穴。

太渊
【定位】在腕掌侧横纹桡侧端，桡动脉搏动处，左右各1个。

【功效】主治腕掌关节痛、呼吸系统疾病。

支沟
【定位】在前臂背侧，当阳池与肘尖的连线上，腕背横纹上3寸，左右各1个。

【功效】主治胁痛、习惯性便秘等。

外关
【定位】在前臂背侧，当阳池与肘尖的连线上，腕背横纹上2寸，尺骨与桡骨之间，左右各1个。

【功效】主治感冒、头痛、发热、耳鸣等。

外劳宫
【定位】在手背侧，第2、第3掌骨之间，掌指关节后0.5寸，左右各1个。

【功效】主治风寒感冒、腹痛、腹胀等。

列缺
【定位】在前臂桡侧缘，桡骨茎突上方，腕横纹上1.5寸处，左右各1个。

【功效】主治呼吸系统疾病、掌中热、上肢不遂等。

合谷
【定位】在手背，第1、第2掌骨间，当第2掌骨桡侧的中点处，左右各1个。

【功效】镇痛，防治头面五官疾病。

后溪
【定位】微握拳，位于第5指掌关节后，尺侧的远侧掌横纹头赤白肉际，左右各1个。

【功效】舒经利窍、宁神。

曲池
【定位】在肘横纹外侧端，屈肘，当尺泽与肱骨外上髁连线中点，左右各1个。

【功效】调节胃肠功能，防治腹泻、便秘。

曲泽
【定位】在肘横纹中，当肱二头肌腱的尺侧，左右各1个。

【功效】主治心痛、心悸、胸痛、呕吐等。

神门

【定位】在腕部，腕掌侧横纹尺侧端，尺侧腕屈肌腱的桡侧凹陷处，左右各 1 个。

【功效】主治心痛、心烦、健忘、失眠等。

通里

【定位】在前臂掌侧，当尺侧腕屈肌腱的桡侧缘，腕横纹上 1 寸，左右各 1 个。

【功效】主治怔忡、暴喑、舌强不语等。

臂臑

【定位】在臂外侧，三角肌止点处，当曲池与肩髃连线上，曲池上 7 寸处，左右各 1 个。

【功效】主治肩臂疼痛、颈项强急等。

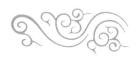

下肢部

三阴交

【定位】在小腿内侧，内踝尖上 3 寸，胫骨内侧缘后方，左右各 1 个。

【功效】调补肝肾，对妇科、泌尿生殖系统疾病均有良效。

上巨虚

【定位】在小腿前外侧，当犊鼻下 6 寸，距胫骨前缘一横指，左右各 1 个。

【功效】主治消化系统疾病。

下巨虚

【定位】在小腿前外侧，当犊鼻下 9 寸，距胫骨前缘一横指，左右各 1 个。

【功效】调肠胃、通经络。

公孙

【定位】在足内侧缘，第 1 跖骨基底部的前下方，赤白肉际处，左右各 1 个。

【功效】主治呕吐、胃痛、腹痛、泄泻、痢疾。

内庭

【定位】在足背，当第 2、第 3 趾间，趾蹼缘后方赤白肉际处，左右各 1 个。

【功效】主治发热、头痛、牙痛、咽喉肿痛等。

太冲

【定位】在足背侧，当第 1 跖骨间隙的后方凹陷处，左右各 1 个。

【功效】平肝泻热、利血通络，主治头痛、眩晕。

太溪

【定位】在足内侧，内踝后方，当内踝尖与跟腱之间的凹陷处，左右各 1 个。

【功效】滋补肾气，强筋壮腰。

地机

【定位】在小腿内侧，当内踝尖与阴陵泉的连线上，阴陵泉下 3 寸，左右各 1 个。

【功效】主治腹痛、腹胀、食欲不振等。

血海

【定位】在大腿内侧，髌底内侧端上2寸，当股四头肌内侧头隆起处，左右各1个。

【功效】主治妇科、皮肤科疾患。

行间

【定位】在足背侧，当第1、第2趾间，趾蹼缘的后方赤白肉际处，左右各1个。

【功效】主治头痛、眩晕、青盲、雀目等。

阳陵泉

【定位】在小腿外侧，当腓骨头前下方凹陷处，左右各1个。

【功效】调节和改善肝胆功能。

阴陵泉

【定位】在小腿内侧，胫骨内侧髁后下方凹陷处，左右各1个。

【功效】主治腹胀、暴泄、黄疸等。

足三里

【定位】在小腿前外侧，当犊鼻下3寸，距胫骨前缘一横指，左右各1个。

【功效】扶正培元、健脾和胃、通经活络。

委中

【定位】在腘横纹中点，当股二头肌腱与半腱肌腱的中间，左右各1个。

【功效】主治腰痛、肌挛急、下肢痿痹等。

涌泉

【定位】位于足底部，在足前部凹陷处，第2、第3趾趾缝纹头端与足跟连线的前1/3与后2/3交点上，左右各1个。

【功效】增强脏腑的机能活动，强身抗衰。

梁丘

【定位】在大腿前面，当髂前上棘与髌底外侧的连线上，髌底上2寸，左右各1个。

【功效】主治胃痉挛、腹泻等。

然谷

【定位】在足内侧缘，足舟骨粗隆下方，赤白肉际处。

【功效】主治月经不调、阴挺、阴痒等。

照海

【定位】在足内侧，内踝尖正下方凹陷处，左右各1个。

【功效】主治喉风闭塞、阴挺、失眠等。

膝眼

【定位】屈膝，在髌韧带两侧凹陷处，在内侧的称内膝眼，左右各1个；在外侧的称犊鼻，左右各1个。

【功效】治疗膝痛、下肢麻痹、屈伸不利等。